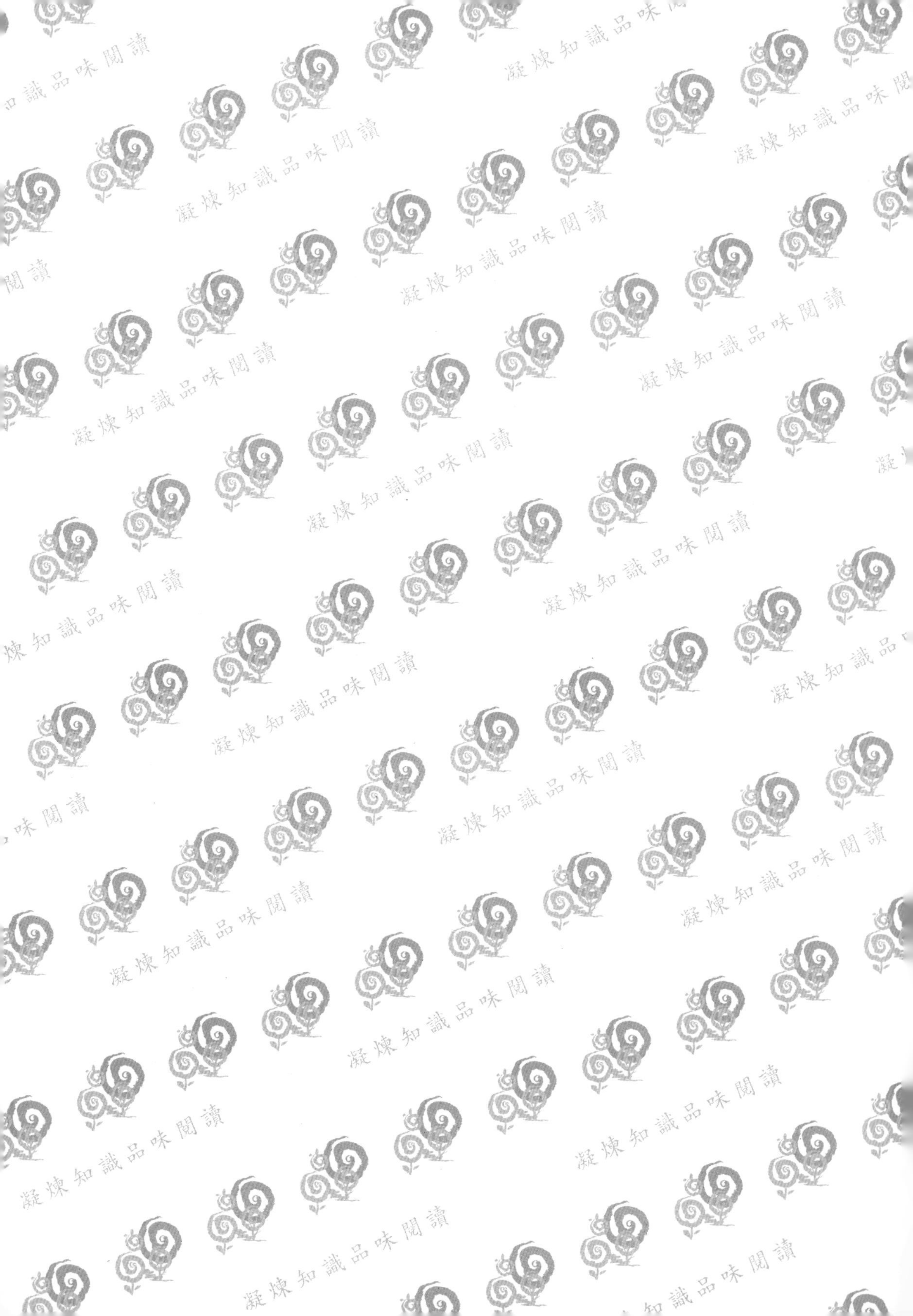
凝煉知識品味閱讀

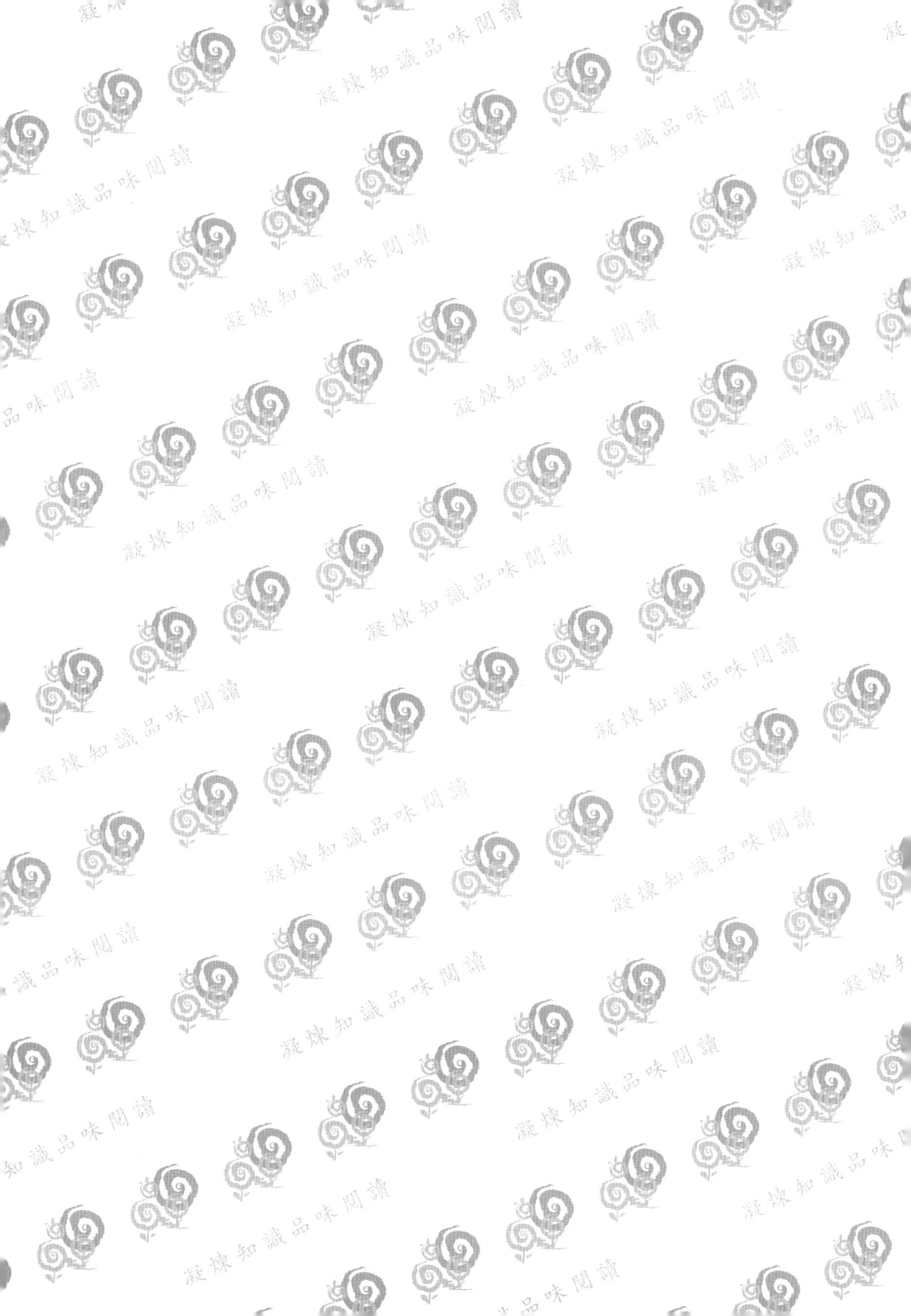

老人營養與餐食調配

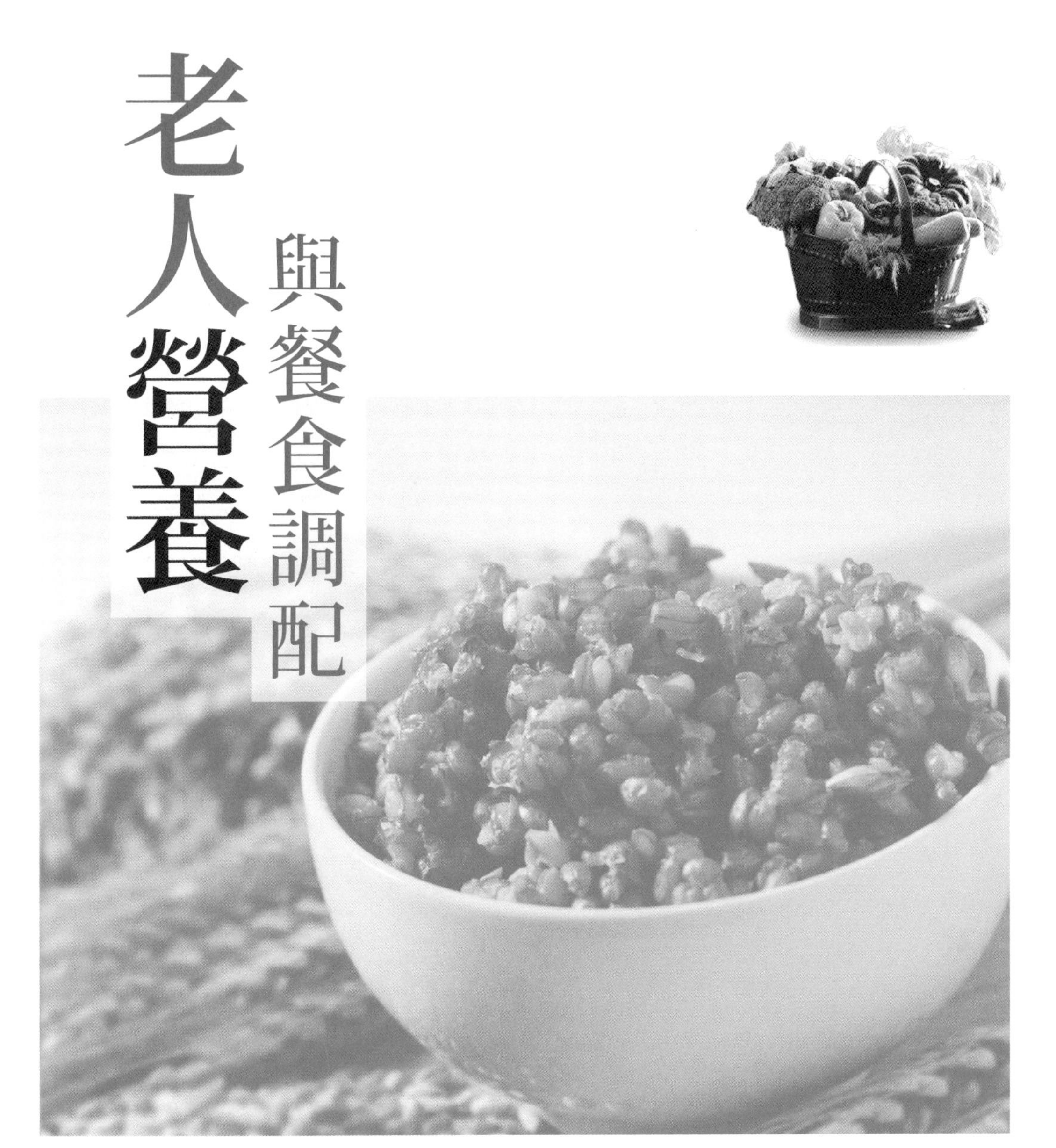

黃韶顏　倪維亞　著

五南圖書出版公司 印行

序

近年來老人人口不斷的增加！

臺灣老人人口占3.4%，已步入老化人口。由於醫學進步，臺灣人民的壽命也延長，老人的營養也漸漸受到重視。長壽的飲食，也是世界各國公共衛生與營養學者所重視的。近年來，由於地中海地區及日本沖繩人長壽，「地中海式飲食」與日本沖繩人的飲食，都受到營養界學者的重視。

老人由於生理、心理的不同，故在食物製作也因人而有所差異。老人大多會罹患疾病，而每一種疾病的飲食調配都不同。

本書提供各種不同疾病的飲食原則、設計方法、禁忌食物與飲食調配、疾病食物的選擇、烹調方法與調味。上述都會與身體健康的人選擇不同，但即使這樣，也要考慮到烹調食物時的色、香、味，才能引起病人吃的慾望。

獨居老人與群居老人的飲食調配，在量的控制上亦有差異，食物的品質控制也受到限制。本書還提供食物質與量的控制，希望老人能吃得飽、吃得好，更能因此而長壽。

CONTENTS
目　錄

第一章

食物營養基本概念

第一節　食物分類

食物種類繁多，行政院衛生署爲了讓大衆了解每日由飲食中所攝取食物之營養成分，使國人能夠攝取均衡的飲食，將食物依主要營養成分相同者歸類，分爲全穀根莖類、蔬菜類、水果類、奶類、魚豆肉蛋類、及油脂堅果類等六大類食物。

㈠全穀根莖類

此類食物含豐富醣類及少許蛋白質，是熱量的良好來源。主食類包含了穀類、塊莖、根莖類及豆類等各項食物。例如米飯、麵食、土司、饅頭、馬鈴薯、番薯、玉米、綠豆、紅豆等都是全穀根莖類食物。

㈡蔬菜類

蔬菜中含有少量蛋白質、醣類、纖維質、維生素及礦物質，種類很多，蔬菜類若以食用部位來分類有：

1. 根類：紅蘿蔔、白蘿蔔等。
2. 莖類：茭白筍、竹筍、蘆筍、蓮藕、荸薺、甘藍、洋蔥、大蒜等。
3. 葉菜類：菠菜、空心菜、青江菜、包心菜等。
4. 花菜類：金針、花椰菜等。
5. 瓜果類：冬瓜、南瓜、瓠瓜、絲瓜、番茄、茄子等。
6. 種子類：豌豆、四季豆、毛豆等。
7. 其他：海菜類如紫菜。菇蕈類如洋菇、草菇、金針菇、木耳等。

㈢水果類

生鮮水果，如芭樂、柳丁、鳳梨、葡萄柚、芒果、蘋果、楊桃、檸檬、香蕉等。這些水果都富含醣類及豐富的維生素和礦物質。

㈣奶類

牛奶爲營養十分豐富的食品，富含蛋白質、醣類、脂肪，更是維生素B_2的良好來源。奶類除鮮奶（含全脂奶、低脂奶）、奶粉、蒸發奶、脫脂奶水、煉乳、調味奶外亦包含發酵奶（酸奶、酸酪乳）、乾酪等奶製食品。

(五)魚、豆、肉、蛋類

此類食物含有品質良好的蛋白質、脂肪、維生素B群及礦物質。主要食物如下：

1. 魚貝類：魚、蝦、蟹、蜆等水產。
2. 豆製品：豆腐、豆干、豆包、百頁、素雞等。
3. 肉類：分為家畜類如豬、牛、羊及家禽類，如雞、鴨、鵝。
4. 蛋類：雞蛋、鴨蛋、及蛋的加工品（如皮蛋、鹹蛋）等。

(六)油脂堅果類

油脂堅果類主要是供給人體所需的脂肪。可分為下列幾種：

1. 植物油：大豆油、玉米油、花生油、橄欖油等。
2. 動物油：奶油、豬油、牛油、培根等。
3. 堅果類：花生、杏仁、腰果、瓜子、核桃等。

第二節　營養素的種類與功能

食物種類很多，每種食物都含有不同的營養素成分，人類依賴食物，攝取食物中的營養素，方可成長、抵抗疾病，現依序介紹營養素的種類與功能。

醣類、蛋白質、脂質提供我們熱量，蛋白質、脂質維生素、礦物質和水分可調整身體的機能並促進身體生長與發育。

醣類分解成葡萄糖；脂質分解為亞麻油酸、次亞麻油酸；蛋白質分解成胺基酸；維生素分解成水溶性（維生素B_1、B_2、菸鹼酸、B_5、生物素、B_6、B_{12}、葉酸、C）及脂溶性 (A、D、E、K)；礦物質（鈣、氯、鎂、磷、鉀、鈉、硫、鉻、銅、氟、碘、鐵、錳、鉬、硒、鋅）被人體吸收。

醣類、脂質、蛋白質產生熱量，以便製造新的化合物，進行肌肉活動，執行神經傳導及維持細胞內離子平衡。

一、醣類

又稱爲碳水化合物，因其分子式爲$Cn(H_2O)n$，爲碳與水分子統合而成，它的分類爲：

(一)單醣：又分爲六碳醣與五碳醣，六碳醣如葡萄糖、果糖、半乳糖、甘露糖，存在蔬菜及水果中，五碳醣如核糖、木糖、阿拉伯糖。

(二)雙醣：由兩分子單醣所構成，如蔗糖由一分子葡萄糖與一分子果糖；乳糖由一分子葡萄糖與一分子半乳糖；麥芽糖由兩分子葡萄糖所構成。

(三)寡醣：蜜三糖由葡萄糖、果糖、半乳糖所構成。

(四)多醣類：澱粉由葡萄糖構成，分爲直鏈澱粉存於黏性較小的米、麵、根莖類，枝鏈澱粉存於黏性較大的米、麵、根莖類。肝醣在動物性食物中，讓蛤蚌、海鮮具有鮮美味道。纖維素及半纖維素存在植物根、莖中，不能被消化，但它可讓身體的代謝正常運作，促進腸道蠕動，協助排便預防便秘。果膠存於水果之果皮或種子，可溶於水，吸水後形成膠狀物，可增加腸道蠕動。

醣類主要功能爲提供身體熱量，每個人一天所需熱量50-60%來自醣類，1公克醣類可提供4大卡熱量。適量的醣類可維持脂肪正常的代謝，醣不夠時，脂肪會氧化產生酮體造成酸中毒。適量醣可調節蛋白質，若要蛋白質發揮修補組織的功能，必須有正常醣類。不被消化的纖維素可協助體內糞便的排除。

二、脂質

脂質分爲簡單脂質、複脂及衍脂類。

(一)簡單脂質：包括中性脂肪，即爲一分子甘油及三分子之脂肪酸所結合而成的，又稱爲三酸甘油脂，又分爲：脂肪、油及蠟，脂肪是指在室溫下為固體；油為在室溫下為液體；蠟由脂肪酸及高級醇所組成，不能為人體消化吸收。

(二)複脂類：為中性脂肪及其他物質組合而成，有磷脂與醣脂。磷脂由脂肪酸、甘油及磷組合而成；醣脂由醣及甘油組合而成。

(三)延伸脂類：脂溶性維生素即延伸脂類，由脂肪酸、甘油、固醇類組合而成。

脂肪的功能主要提供熱量，每1公克的脂肪可提供9大卡熱量，可以節省蛋白質，使蛋白質進行組織的修補。

脂肪含有必需脂肪酸，即亞麻油酸、次亞麻油酸及花生油酸。必需脂肪酸可降低血中膽固醇，預防濕疹性皮膚炎。

脂質可增加食物美味，在胃中可延長食物在胃內的時間減緩胃液之分泌，讓人有飽足感；在體內或皮下可讓人維持體溫。

三、蛋白質

蛋白質是由胺基酸所組成，自然存在的胺基酸有20種以上，二個胺基酸組成雙胜類，多個胺基酸組成多胜類。胺基酸依人體需要分類如下：

(一)必需胺基酸：食物中有20種胺基酸，其中有9種人體不能合成必需靠攝取食物才能獲得，稱為必需胺基酸，如色胺酸、離胺酸、甲硫胺酸、纈胺酸、苯丙胺酸、羥丁胺酸、白胺酸、異白胺酸及組氨酸。

(二)非必需胺基酸：身體可自行製造或可由別的胺基酸轉化而成，如甘胺酸、丙胺酸、胱胺酸、天醯胺酸、天冬胺酸、麩胺酸、絲胺酸、脯胺酸、瓜胺酸、氫氧脯胺酸、氫氧胺麩胺酸。

蛋白質的主要功用有產生熱能，1公克蛋白質可產生4大卡熱量；修補組織，如身體肌肉受傷一定需吃蛋白質品質好的食物；在生長發育的嬰幼兒、青少年及懷孕期婦女身體建造新的組織也需蛋白質；構成身體體液、酵素內分泌的主要成分；合成抗體抵抗疾病；構成血漿蛋白維持身體正常滲透壓；蛋白質爲兩性物質，可結合酸性或鹼性物質維持身體的酸鹼平衡；可協助吸收及運輸鈣與鐵。

一個食物中蛋白質品質的好壞，在於其必需胺基酸的含量及比例，如果含有所有的必需胺基酸，爲完全蛋白質如雞蛋、牛奶、肉類、魚類所含的蛋白質；缺乏1-2種必須胺基酸稱爲半完全蛋白質，如果穀類蛋白缺乏離胺酸，玉米缺乏離胺酸與色胺酸，黃豆蛋白缺乏甲硫胺酸及胱胺酸。缺乏數種必需胺基酸稱爲不完全蛋白質，如動物膠。

一般食品中缺乏甲硫胺酸、離胺酸、色胺酸、異白胺酸、羥丁胺酸，因此可將食品二種或二種以上共同食用，互相補充可提高蛋白質的攝取，如米缺乏離胺酸與羥丁胺酸，黃豆中離胺酸含量豐富，因此有人在米中加黃豆煮成黃豆飯，穀類與牛奶混著吃也可以達到互補作用，人類的飲食習慣中不能只吃固定食物，大多將不同食物混食，有助於提升食物的營養吸收。

四、維生素

食物中的營養素除了醣類、脂質、蛋白質之外，尚有身體需要不可或缺的微小成分稱爲維生素。

維生素是人體不能合成的有機物質，用以維持生命、促進生長，調節醣類、脂質、蛋白質新陳代謝的所必需的物質，人體不可缺乏的，它需要量少在身體內當輔酶作用，對身體的健康，健康發育及新陳代謝是必需的。

維生素依其溶解性分爲二大類，即脂溶性維生素與水溶性維生素，現分述於下：

㈠脂溶性維生素：可溶於油脂不溶於水之維生素，如維生素A、D、E、K。

㈡水溶性維生素：可溶於水之維生素，如維生素B群、C群等。

表1-1 維生素的功用、來源及缺乏時之症狀

類別＼維生素	維生素	功用	來源	缺乏之症狀	過多之症狀
脂溶性維生素	A	1.協助視紫形成、維持正常視力。 2.維持正常皮膚。 3.維持正常的骨骼發育。	肝、魚肝油、橙紅色蔬菜水果，如南瓜、木瓜、金針、蛋黃、紅蘿蔔、紅番薯、牛肝、番薯、菠菜、芒果、胡蘿蔔、甘藍、牛奶、花椰菜、生菜、人造奶油、桃子。	1.夜盲，在黑暗中無法看到東西。 2.皮膚乾燥表層脫落。 3.乾眼症，淚腺上皮組織角質化，角膜乾。 4.角膜軟化甚至失明。 5.毛囊皮膚角化。	1.急性：腸胃不適、頭痛、肌肉不協調、視力模糊，停止服用消失。 2.慢性：沒食慾、嘔吐、頭痛、皮膚乾燥、雙重影像。 3.畸形胎，尤其以頭部畸型。 4.食慾不振。 5.皮膚發癢。 6.毛髮脫落。 7.骨膜肥厚、痛。 8.骨質脆弱。
	D	1.與甲狀腺、副甲狀腺共同維持血鈣濃度。 2.協助骨骼鈣化。	鯡魚、鰻魚、魚肝油、鮭魚、沙丁魚、牛奶、人造奶油、豆漿、蛋黃、肝。	1.佝僂病，小孩腿成X型或O型。 2.成人會有骨骼疏鬆症或骨骼軟化。	1.過多造成血清鈣會沉澱在骨骼外的軟組織，造成心、肺、腎鈣化。 2.噁心、嘔吐；口渴。 3.心智障礙。 4.主動脈狹窄。

類別＼維生素	維生素	功用	來源	缺乏之症狀	過多之症狀
脂溶性維生素	E	1.參與細胞膜的抗氧化作用。 2.具有抗氧化可以防老化。	植物性較多，以深綠色蔬菜、小麥胚芽、胚芽油、肝、肉、豆類，麥麩、葵瓜子油、葵瓜子、杏仁片、葵花油、杏仁油、美奶滋、酪梨、花生醬、花生。	1.溶血性貧血，缺乏維生素E血球易破裂。 2.吸菸容易破壞肺內維生素E。	內出血。
	K	存在肝臟及血液中，與血液的凝固有關。	綠色蔬菜、肝臟、奶油、肉類、甘藍、蘿蔔、菠菜、青豆、蘆筍、豌豆、大豆油。	1.皮下出血。 2.血液凝固時間長。	1.嬰兒給予多餘5毫克的維生素K會造成嬰兒溶血性貧血。
水溶性維生素	B_1	1.當作輔酶協助體內丙酮酸變成醋醛之反應。	粗糙穀類、肝臟、腎臟、瘦肉、酵母、豆類、火腿、小麥胚芽、南瓜、玉米。	1.腳氣病，下腿水腫、麻木。 2.多發性神經炎，腳麻木走路蹣跚難行。 3.食慾不振。	

類別＼維生素	維生素	功用	來源	缺乏之症狀	過多之症狀
水溶性維生素	B_2	1.擔任氧化還原作用。 2.參與能量產生之輔酶。	牛奶、肝臟、心臟、穀物、酵母、麥片、牡蠣、磨菇、菠菜、火腿。	1.口角炎。 2.舌炎。 3.脂溢性皮膚炎。 4.眼角膜充血眼睛畏光。	
	菸鹼酸	1.與磷酸、核醣及嘌呤合成輔酶，參與氧化還原代謝反應。 2.參與脂肪酸與膽固醇的合成。	肝、腎、瘦肉、胚芽、酵母、黃豆、花生、牛奶。	1.舌炎。 2.噁心。 3.衰弱。 4.易怒。 5.癩皮病。 6.下痢。 7.皮膚炎。 8.白痴。	
	B_6	1.參與胺基酸代謝的輔酶。 2.參與色胺酸的代謝作用。	牛奶、酵母、豆類、肉類、鮭魚、馬鈴薯、香蕉、酪梨、雞肉、南瓜、全麥麵包、牛排、火腿、西瓜、葵瓜子。	1.嬰兒抽筋。 2.貧血。 3.腎臟與膀胱結石。	長期過量或一日200毫克以上，會造成永久性神經損壞。

類別＼維生素	維生素	功用	來源	缺乏之症狀	過多之症狀
水溶性維生素	泛酸	1.作為輔酶參與脂肪酸與醣類之代謝。 2.參與胺基酸之代謝。 3.參與膽固醇之合成。	肝、腎、酵母、小麥胚芽、豆類、玉米、葵瓜子、磨菇、南瓜、花生、花椰菜、馬鈴薯、豆類。	1.皮膚炎。 2.腹瀉。	
	葉酸	1.DNA及RNA之合成。 2.紅白血球的形成。	肝、腎、花椰菜、酵母、蘆筍、菠菜、豆類、生菜、麥片、蘿蔔、葵瓜子、菜豆。	1.白球性貧血：紅血球數目減少體積增大。 2.舌炎。 3.胃酸減少。 4.生長遲緩。	嬰兒每日不可超過100微克，兒童每日不可超過300微克，成人每日不可超過400微克。
	生物素	1.促進脂肪酸的合成。 2.促進嘌呤的合成。	肝、腎、酵母、花生、肝臟、蛋黃、小麥胚芽、牛奶、鮭魚、起司、生菜葉。	皮膚炎。	
	B_{12}	1.細胞的正常新陳代謝。 2.腦細胞髓的形成。	肝、腎、肉、牛奶、蛤蚌、牡蠣、龍蝦、蛋、熱狗。	1.白血球性貧血。 2.舌炎。 3.神經炎。	

類別＼維生素	維生素	功用	來源	缺乏之症狀	過多之症狀
水溶性維生素	膽素	1.合成卵磷脂。 2.參與細胞膜的生成。 3.參與脂肪的運輸。	肝、腦、腎、心臟、瘦肉、酵母、豆類、牛奶、水果。	1.脂肪肝。 2.酒精性肝硬化。	
	C	1.協助膠原蛋白的形成。 2.參與身體氧化還原反應。 3.參與酪胺酸的新代謝。 4.形成腎上腺類固醇激素。	綠色蔬菜、枸櫞酸水果、柳丁、甘藍、草莓、葡萄柚、奇異果、荔枝、花椰菜、番薯、馬鈴薯、菠菜。	1.壞血症。 2.牙齦出血。 3.骨折。	1.反胃。 2.腹痛。 3.腹瀉。 4.腎結石。

五、礦物質

又稱為灰分，占人體體重的5%，約20多種，其中有14種為人體必需，如鈣、磷、鈉、鉀、鎂、硫、氯、鐵、銅、碘、錳、鋅、鈷、鉬。身體中的礦物質可能以離子狀態存在，也可能以有機化合物存在，擔任身體的酸鹼平衡；參與神經及肌肉的感應與收縮；酵素活性的調整；參與細胞膜的滲透，現將各類礦物質的功用、來源、缺乏時之症狀介紹於下。

表1-2　礦物質的功用、來源及缺乏時之症狀

礦物質	功用	來源	缺乏之症狀	過量之症狀
鈣	1.構成牙齒與骨骼之主要成分。 2.協助血液凝固。 3.維持心臟正常收縮。 4.控制神經感應及肌肉收縮。 5.控制細胞的透過性。	牛奶、牛肉、小魚乾、蝦、蛤蚌、牡蠣、乳酪、菠菜、花椰菜、沙丁魚、罐頭鮭魚。	1.佝僂病。 2.牙齒脫落。 3.骨骼疏鬆。 4.肌肉痙攣。	1.腎結石及其他器官鈣化。 2.頭痛。 3.腎衰竭。
磷	1.與蛋白質結合成磷蛋白。 2.與醣類結合成醣磷酸。 3.與脂肪結合成卵磷脂。 4.參與身體之酸鹼平衡。 5.鈣與磷之攝取比例以1：1最好。	牛奶、蛋黃、肉、家禽、白米、麵粉、起司、穀類、麥麩、堅果。	骨骼成長受阻引發佝僂病。	1.腎臟結石。 2.若長期高磷低鈣會使骨質流失。
鈉	1.細胞外液之主要陽離子 2.維持身體正常水分。 3.維持正常滲透壓。 4.維持身體之酸鹼平衡。 5.維持正常肌肉感受性。	食鹽、醬油、醃製食品、香腸、加工速食麵、通心粉、罐頭食品、調味料（鹽、醬油、番茄醬）、蘇打餅、花生醬、葡萄汁。	1.愛迪生症：缺乏腎上腺皮質，使鈉、氯流失，鉀升高。 2.肌肉抽筋。	1.高血壓。 2.腎結石。

礦物質	功用	來源	缺乏之症狀	過量之症狀
氯	1.細胞外液主要陰離子。 2.為胃酸成分，使胃有正常酸性。 3.協助神經衝動傳導。 4.維持酸鹼平衡。	海藻、橄欖、萵苣、食鹽、海產、黑麥。	1.長期嘔吐才會缺乏。 2.嬰兒抽筋。	1.高血壓。 2.體液滯留。
鉀	1.細胞內液之主要陽離子。 2.維持身體正常水分。 3.維持正常滲透壓。 4.維持身體之酸鹼平衡。 5.維持正常肌肉感受性。	肉類、穀類、菜豆、南瓜、柳橙、青豆、香蕉、黃豆、番茄汁、馬鈴薯。	1.低鉀失去味口。 2.肌肉抽筋。 3.意識不清。 4.便秘。 5.水鈣排泄增加。	心跳緩慢。
硫	1.指甲與毛髮之角蛋白成分。 2.肝之抗凝素肝素。 3.骨骼之軟骨含硫。	蛋黃、黑芝麻、含蛋白質的食用。	頭髮變白。	沒過多現象。
鎂	1.抑制骨骼鈣化。 2.使肌肉放鬆。	硬堅果、豆莢、五穀、深色蔬菜、海帶、可可、巧克力。 麥麩、花椰菜、南瓜、豆莢、堅果、巧克力。	1.手腳顫抖。 2.神經過敏。	1.腎衰竭。 2.虛弱。 3.嘔吐。 4.呼吸變慢。 5.心神不寧。

礦物質	功用	來源	缺乏之症狀	過量之症狀
鐵	存在血紅素與肌紅素等負責氧及二氧化碳之運送。	紅色肉，越紅者鐵越多，如牛肉、內臟、蛋黃。	1.小球性貧血。 2.血鐵質沉著症。	1.鐵沉澱。 2.較輕微鐵中毒導致心血管疾病和動脈硬化。
碘	1.甲狀腺素之主要成分。 2.參與人體基本代謝。 3.神經肌肉通能。	海帶、紫菜、海魚、貝類、含碘的鹽。	1.甲狀線腫。 2.呆小症。 3.便秘。	1.甲狀腺亢進。 2.心跳加快。
氟	牙齒與骨骼不可缺少成分。	牛奶、蛋黃、魚、水中加氟、加氟牙膏、茶、海鮮、海藻。	1.骨骼疏鬆。 2.蛀牙。	1.斑齒。 2.反胃。 3.嘔吐。 4.腹瀉。 5.大量分泌唾液和眼淚。 6.心臟衰弱。
鋅	參與核酸與蛋白質合成之酵素作用。	肉、肝、蛋、海產。	1.下痢。 2.精神抑鬱。 3.皮膚炎。	1.腹瀉。 2.腹痛。 3.反胃。 4.嘔吐。 5.免疫功能降低。
銅	協助紅血球的形成。	內臟、海魚、牡蠣、家禽肉、豆類、穀類。	小球性貧血。	積存在肝、腦、腎、眼角膜。
鉻	協助胰島素促進葡萄糖的代謝。	酵母、牡蠣、肝、海產、穀類、雞肉、豬肉、乾酪。	1.葡萄糖耐力差。 2.神經炎。	1.肺受到傷害。 2.皮膚過敏。

礦物質	功用	來源	缺乏之症狀	過量之症狀
鈷	合成纖維素B12之主要成分。	肝、腎、肉、牡蠣、蛤蚌。	惡性貧血。	
硒	紅血球之主要成分。	穀類、肉類、魚類、奶類。	很少缺乏。	1.掉頭髮。 2.呼吸有蒜頭味。 3.腹瀉。 4.倦怠。 5.指甲變形。
錳	1.擔任酵素之輔酶。 2.細胞合成粘多醣。	藍莓、麥糖、乾豆、硬果、鳳梨。	黏多糖合成不足。	神經受傷。

第三節　營養素消化與吸收

民以食爲天，每個人攝取不同的食物，食物中所含的蛋白質、脂質、醣類經消化酵素分解變成小的分子，被人體吸收形成人體活動所需的熱量，維生素與礦物質協助正常生理運作，現將三大營養素的消化與吸收分別敘述於下：

一、蛋白質

蛋白質主要含於肉、魚、豆、蛋類、奶類、全穀根莖類中，其中因全穀根莖類的蛋白質缺乏1-2種必需胺基酸，因此品質較差。

蛋白質主要的功用是產生熱量，1公克蛋白質可產生4大卡熱量；修補組織；在幼兒期器官的成長建造新的組織需蛋白質；蛋白質合成抗體可協助抵抗疾病；它可結合酸性或鹼性物質維持身體酸鹼平衡。

當食物經口腔牙齒將食物咀嚼，胃分泌胃蛋白酶和胃酸將蛋白質分解成蛋白䏡與蛋白腖，至小腸時胰蛋白酶及胰凝乳蛋白酶，將蛋白質、蛋白脲、蛋白腖分解成爲複胜類或胺基酸，在小腸被吸收。

二、脂肪

脂肪主要在食用油脂（植物性油與動物性油），肉、魚、豆、蛋類、奶類中。

脂肪主要功能爲產生熱量，使食物有香味，必需脂肪酸可使人免於濕疹，協助脂溶性維生素被人體吸收，當人吃入脂肪在胃會分泌胃解脂酶將三酸甘油脂分解成甘油及脂肪酸，膽囊分泌膽汁將脂肪分解成乳糜化脂肪球，胰臟分泌胰解脂酶，將脂肪分解成甘油、脂肪酸；小腸分泌小腸脂酶將脂肪分解成甘油及脂肪酸，在小腸被吸收。

三、醣

醣類主要在全穀根莖類、水果類、奶類中，人體每日所需熱量50-60%來自醣類。食物中的澱粉入口腔唾液腺會分泌唾液澱粉酶將澱粉分解爲糊精，至小腸時，胰臟分泌胰澱粉酶將澱粉分解成麥芽糖或葡萄糖。小腸則分泌麥芽糖酶將麥芽糖分解成二分子葡萄糖；蔗糖酶將蔗糖分解爲一分子葡萄糖、一分子果糖；乳糖酶將乳糖分解爲葡萄糖與半乳糖，葡萄糖及半乳糖靠鈉離子協助，進入小腸粘膜被吸收。

四、維生素的吸收、運送、儲存及排泄

(一)脂溶性維生素

1. A：動物性食物中的維生素A是以視網醇和視網脂的形式存在。視網脂在小腸水解成視網醇，90%的視網醇被小腸吸收，吸收之後視網醇再與脂肪酸結合成新的視網酯，成乳糜狀運送維生素A到組織供利用。過量的維生素A無法輕易排泄，只有少量經由尿液排出體外。
2. D：人體維生素D可由皮膚合成或由食物獲得，80%的維生素D在小腸和微脂肪粒結合被吸收，經淋巴運送至肝臟，大部分維生素

D藉著膽汁排泄，少部分由尿液排出體外。

3. E：維生素E在小腸藉由膽汁與微脂粒結，由淋巴系統進入血液至肝臟，透過膽汁和尿液排泄。

4. K：80%的維生素K被小腸吸收，藉由膽汁和胰液進入乳糜微粒被吸收，大部分維生素K由膽汁排泄，少數由尿液排泄。

㈡水溶性維生素

1. B_1：在小腸被吸收，多餘由尿液排出體外。

2. B_2：在小腸被吸收，多餘由尿液排出體外。

3. 菸鹼酸：大部分在胃和小腸被吸收，由肝臟運送到組織，多餘由尿液排出。

4. 生物素：生物素由小腸被吸收，多餘由尿液排出。

5. B_6：B_6被吸收後經由肝門靜脈進入肝臟，主要儲存在肌肉中，攝取量太高時，由尿液排出。

6. 葉酸：葉酸在小腸中被吸收，由門靜脈進入肝臟，它可以儲存在肝臟也可以進入血液或膽汁，多餘的由尿液排出。

7. B_{12}：胃功能正常的人可以吸收50%的B_{12}，人體90%的B_{12}可儲存在肝臟。當一個人缺乏胰蛋白酶，胃或迴腸部分切除，絛蟲寄生者，常會影響B_{12}的吸收，可藉由每月注射一次B_{12}或每週服用B_{12}來補充，由於它可儲存於肝臟，因此經由注射或口服就可補充其不足。

8. 維生素C：在小腸被吸收，攝取量增加時吸收率遞減，攝取量多，由尿液排出量亦增加。

五、礦物質

㈠鈣：鈣在小腸上半部當PH值低於6時被吸收。食物中只有25%的鈣被吸收，嬰兒期及懷孕期食物中60%的鈣被吸收，血鈣在身體內維持一定濃度及8.5-10.8mg/dl，當血鈣升高時，甲狀腺分泌抑鈣素，抑制骨頭釋出鈣；血鈣太低時，副甲狀腺素刺激骨頭釋出鈣，使血鈣維持正常，鈣可由皮膚、糞便排出。

㈡磷：食物中70%的磷被人體吸收，維生素D可協助磷的吸收，主要在小腸及結腸被吸收，磷由腎臟經尿液排泄。

㈢鈉：鈉經由胃、小腸、結腸、被吸收，經腎臟過濾，過多由尿液排泄。

㈣鎂：食物中40-60%的鎂在小腸被吸收，經由腎臟由尿液排出。

㈤鐵：人體胃酸、食物中血鐵質、維生素C會促進鐵的吸收，膳食纖維中的植酸、蔬菜中的草酸、茶及咖啡中的多酚類，胃酸減少會抑制鐵的吸收。

正二價的鐵 (F^{+2}) 較正三價的鐵 (F^{+3}) 容易被吸收，鐵從小腸被吸收儲存於肝臟，再由轉鐵蛋白攜帶到各處，如：血液（血紅素）、肌肉（肌紅素）。

人體會由消化道、尿液和皮膚流失鐵質。

㈥鋅：鋅在小腸被吸收，經腸黏膜吸收後進入血液循環，送至肝臟；沒有至血液循環的鋅就會與腸細胞一起脫落並排出體外。

㈦銅：銅70%被小腸吸收，進入肝與腎，肝臟的銅與蛋白結合運送至組織，過多的銅經由膽汁排泄。

㈧硒：人體50-80%的硒被小腸吸收，太多的量由尿及糞便排出去。

㈨碘：人體碘進入胃、小腸均可被吸收，進入血液循環後與蛋白質結合，碘經由腎臟過濾由尿液排出，檢測尿中的碘量就可知碘的攝取狀況及血液中碘濃度。

㈩氟：食物中的氟在胃及小腸被吸收，90%的氟在血液運送至全身，太多的量經由尿液排出。

⑪鉻：食物中的鉻只有50%被吸收，在血液運送時主要與轉鐵蛋白結合，儲存於肝、腎，太多由糞便排出。

第四節　食物代換表

「食物代換表」將一些相似營養價值的定量食物歸於一類，而用於飲食計劃中變化食物種類，我們將所有食物分成六大類：奶類、肉類、豆製品類、主食類、蔬菜類、水果類、油脂類。每一類代換表中所有食物，幾乎含相似的熱量、蛋白質、脂肪及醣類。同時所含的礦物質及維生素的種類也相似。

表1-3說明每類食物所含營養素量，於飲食設計時，可略算每餐飲食中所供應的營養素量：

表1-3　各類食物營養含量

品　名	蛋白質（克）	脂肪（克）	醣類（克）	熱量（大卡）
奶　類				
（全脂）	8	8	12	150
（低脂）	8	4	12	120
（脫脂）	8	+	12	80
肉、魚、蛋類				
（低脂）	7	3	+	55
（中脂）	7	5	+	75
（高脂）	7	10	+	120
豆類及其製品				
（低脂）	7	3	+	55
（中脂）	7	5	+	75
（高脂）	7	10	+	120
主食類	2	+	15	70
蔬菜類	1		5	25
水果類	+		15	60
油脂類		5		45

註：1.+：表微量

2.有關主食類部分，若採糖尿病、低蛋白飲食時，米食蛋白質含量以1.5公克，麵食蛋白質以2.5公克計。

3.※每份五穀根莖類與每日飲食指南所表示份數不同，此表中所指每份份量為每日飲食指南中每份份量之1/4。

表1-4　稱量換算表

1杯＝16湯匙＝240公克 (cc)	1公斤＝1000公克＝2.2磅
1湯匙＝３茶匙	1磅 ＝16盎司＝454公克
1台斤（斤）＝600公克＝16兩	1盎司＝30公克
1兩＝37.5公克	1市斤＝500公克

每一類的食物所能供給的營養素不盡相同，沒有任何單一的食物能供給身體所需的所有營養素，但它們卻有互補作用、相互代替作用，因此，各類食物一起供應，才能達到均衡飲食的需要，也才能得到維持健康所需的所有營養素。

表1-5　奶類食物代換表

		每份含蛋白質8克，脂肪8克，醣類12公克，熱量150大卡		
奶類	全脂	名　稱	份　量	計　量
		全脂奶	1杯	240毫升
		全脂奶粉	4湯匙	35公克
		蒸發奶	1/2杯	120毫升
	低脂	每份含蛋白質8克，脂肪4克，醣類12公克，熱量120大卡		
		名　稱	份　量	計　量
		低脂奶	1杯	240毫升
		低脂奶粉	3湯匙	25公克
	脫脂	每份含蛋白質8克，醣類12公克，熱量80大卡		
		名　稱	份　量	計　量
		脫脂奶	1杯	240毫升
		脫脂奶粉	3湯匙	25公克

表1-6　各類食物代換表—全穀根莖類

每份含蛋白質2公克，醣類15公克，熱量70大卡						
	名稱	份量	可食重量（公克）	名稱	份量	可食重量（公克）
全穀根莖類	米、小米、糯米……等	1/8杯（米杯）	20	大麥、小麥、蕎麥……等		20
	＊西谷米（粉圓）	2湯匙	20	麥粉	4湯匙	20
				麥片、麵粉	3湯匙	20
	＊米苔目（溼）		60	麵條（乾）		20
				麵條（溼）		30
	＊米粉（乾）		20	麵條（熟）	1/2碗	60
	＊米粉（溼）	1/2碗	30-50	拉麵		25
	爆米花（不加奶油）	1杯	15	油麵	1/2碗	45
				鍋燒麵		60
	飯	1/4碗	50	◎通心粉（乾）	1/3杯	20
	粥（稠）	1/2碗	125	麵線（乾）		25
	◎薏仁	1+1/2湯匙	20	饅頭	1/3個（中）	30
	◎蓮子（乾）	32粒	20			
	栗子（乾）	6粒（大）	40	吐司	1/2-1/3片	25
	玉米或玉米粒	1/3根或1/2杯	90	餐包	1個（小）	25
	菱角	7粒	50	漢堡麵包	1/2個	25
	馬鈴薯（3個／斤）	1/2個（中）	90	蘇打餅乾	3片	20
				餃子皮	3張	30
	番薯（4個／斤）	1/2個（小）		餛飩皮	3-7張	30
				春捲皮	1+1/2張	30
	山藥	1塊	55	燒餅（+1/2茶匙油）	1/4個	20
	芋頭	滾刀塊	100			
		3-4塊或1/5個（中）	55	油條（+1/2茶匙油）	1/3個	15
				甜不辣		35
	荸薺	7粒		◎紅豆、綠豆、蠶豆、刀豆	1湯匙（生）	20
	南瓜		85			
	蓮藕		110	◎花豆	1湯匙（生）	20
	白年糕		100			

	名稱	份量	可食重量（公克）	名稱	份量	可食重量（公克）
全穀根莖類	芋粿		30	◎豌豆仁		45
	小湯圓（無餡）	約10粒	60	△菠蘿麵包	1/3個（小）	20
	蘿蔔糕（6×8×1.5公分）	1塊	30	△奶酥麵包	1/3個（小）	20
			50			
	豬血糕		35			

註：1.＊蛋白質含量較其他主食為低；另如：冬粉、涼粉皮、藕粉、粉條、仙草、愛玉之蛋白質含量亦甚低，飲食需限制蛋白質時可多利用。

2.◎每份蛋白質含量（克）：薏仁2.8、蓮子4.8、花豆4.7、通心粉2.5、紅豆4.5、綠豆4.7、刀豆4.9、豌豆仁5.4、蠶豆2.7，較其他主食為高。

3.△菠蘿、奶酥麵包類油脂含量高。

資料來源：行政院衛生署

表1-7　肉、魚、蛋類代換表

每份含蛋白質7公克，脂肪3公克以下，熱量55大卡				
	項目	食物名稱	可食部分生重（公克）	可食部分熟重（公克）
肉魚蛋類 低脂	水　產	蝦米、小魚干	10	
		小蝦米、牡蠣干	20	
		魚脯	30	
		一般魚類	35	30
		草蝦	30	
		小卷（鹹）	35	
		花枝	40	30
		章魚	55	
		＊魚丸（不包肉）（＋12公克醣類）	60	60
		牡蠣	65	35
		文蛤	60	
		白海參	100	

	項目	食物名稱	可食部分生重（公克）	可食部分熟重（公克）
肉魚蛋類 低脂	家　畜	豬大里肌（瘦豬後腿肉）（瘦豬前腿肉）	35	
		牛腩、牛腱		30
		＊牛肉干（＋10公克醣類）	20	
		＊豬肉干（＋10公克醣類）	25	
		＊火　腿（＋5公克醣類）	45	
	家　禽	雞里肌、雞胸肉	30	
		雞腿	35	
	◎內　臟	牛肚、豬心、豬肝、雞肝、雞肫膽肝	40	
		豬腎	25	30
		豬血	60	25
			220	
	蛋	雞蛋白		
			70	

註：1.＊含醣類成分、熱量較其他食物為高。

2.◎含膽固醇較高。

	每份含蛋白質7公克，脂肪5公克，熱量75大卡			
	項　目	食　物　名　稱	可食部分生重（公克）	可食部分熟重（公克）
肉魚蛋類 中脂	水　產	虱目魚、烏魚、肉鯽、鹹馧魚	35	30
		＊魚肉鬆（＋10公克醣類）	25	
		＊虱目魚丸、＊花枝丸（＋7公克醣類）	50	
		＊旗魚丸、＊魚丸（包肉）（＋7公克醣類）	60	
	家　畜	豬大排、豬小排、羊肉、豬腳	35	30
		＊豬肉鬆（＋5公克醣類）	20	

	項目	食物名稱	可食部分生重（公克）	可食部分熟重（公克）
肉魚蛋類 中脂	家禽	雞翅、雞排	35	
		雞爪	30	
		鴨賞	20	
	◎內臟	豬舌	40	
		豬肚	50	
		豬小腸	55	
		豬腦	60	
	蛋	雞蛋	55	

肉魚蛋類 高脂	每份含蛋白質7公克，脂肪10公克，熱量120大卡			
	項目	食物名稱	可食部分生重（公克）	可食部分熟重（公克）
	水產	秋刀魚	35	
		鱈魚	50	
	家畜	豬後腿肉、牛條肉	35	
		臘肉	25	
		＊豬肉酥（＋5公克醣類）	20	
	◎內臟	雞心	50	

肉魚蛋類 高脂	每份含蛋白質7公克，脂肪10公克以上，熱量135大卡以上，應避免食用			
	項目	食物名稱	可食部分生重（公克）	可食部分熟重（公克）
	家畜	豬蹄膀	40	
		梅花肉、豬前腿肉、五花肉	45	
		豬大腸	100	
	加工製品	香腸、蒜味香腸	40	
		熱狗	50	

註：1.＊含醣類成分、熱量較其他食物為高。

2.◎含膽固醇較高。

表1-8　豆類代換表

豆類及其製品	每份含蛋白質7公克，脂肪3公克，熱量55大卡		
	食　物　名　稱	可食部分生重（公克）	可食部分熟重（公克）
	黃豆（＋5公克醣類）	20	
	毛豆（＋10公克醣類）	60	
	豆皮	15	
	豆包（濕）	25	
	豆腐乳	30	
	臭豆腐	60	
	豆漿	240毫升	
	麵腸	40	
	麵丸	40	
	烤麩	40	
	每份含蛋白質7克，脂肪5公克，熱量75大卡		
	食　物　名　稱	可食部分生重（公克）	可食部分熟重（公克）
	豆枝	20	
	干絲、百頁、百頁結	25	
	油豆腐（＋2.5公克油脂）	35	
	豆豉	35	
	五香豆干	45	
	素雞	50	
	黃豆干	70	
	豆腐	110	
	每份含蛋白質7克，脂肪10公克，熱量120大卡		
	食　物　名　稱	可食部分生重（公克）	可食部分熟重（公克）
	麵筋泡	20	

表1-9　蔬菜類代換表

蔬菜	每份100公克（可食部分）含蛋白質1公克，醣類5公克，熱量25大卡					
	冬瓜	海茸	白莧菜	花菜	絲瓜（角瓜）	苦瓜
	鮮雪裡紅	空心菜	葫蘆	小白菜	綠竹筍	菁藍
	佛手瓜	大白菜	金針（濕）	綠豆芽	西洋菜	捲心萵菜
	青江菜	＊油菜	大黃瓜	苜蓿芽	芥藍菜	石筍
	扁蒲	＊大頭菜	韭菜	＊茼蒿菜	蘿蔔	萵仔菜
	大心菜（帶葉）	高麗菜	絲瓜（長）	捲心芥菜	麻竹筍	芥菜

蔬菜	芋莖	＊茼苣	桂竹筍	蘆筍	芹菜	韭黃
	＊京水菜	＊鮑魚菇	木耳（濕）	番茄（小）	＊胡蘿蔔	紅鳳菜
	茄子	番茄（大）	小黃瓜	皇宮菜	茼苣莖	扁豆
	玉蜀黍	韭菜花	青椒	茄茉菜	茭白筍	蘆筍（罐頭）
	洋蔥	＊冬筍	紫色甘藍			
	玉米筍	紅菜豆	菜豆	＊美國菜花	金絲菇	水甕菜
	肉豆	小麥草	四季豆	九層塔	＊龍鬚菜	＊豌豆苗
	榻棵菜	＊孟宗筍	洋菇	豌豆嬰	＊菠菜	甜豌豆夾
	＊菠菜	甜豌豆夾菜	＊黃豆芽	冬莧菜	角菜	豌豆莢
	皇帝豆	高麗菜心				
	＊紅莧菜	蘑菇	黃秋葵	水厥菜	＊草菇	黃秋葵
	蘆筍花	香菇（濕）	番薯葉			

註：1.醃製品之蔬菜類含鈉量高，應少量食用。
2.＊表每份蔬菜類含鉀量300毫克（資料來源：靜宜大學高教授美丁）。
3.本表下欄之蔬菜蛋白質含量較高。

表1-10　水果類代換表

	每份含蛋白質15公克，熱量60大卡				
	食物名稱	購買量（公克）	可食量（公克）	份量（個）	備註 直徑x高（公分）
水果	香瓜	185	130		
	紅柿（6個／斤）	75	70	3/4	
	浸柿（硬）（4個/斤）	100	90	2/5	
	紅毛丹	145	75		
	柿干（11個/斤）	35	30	2/3	
	黑棗	20	20	4	
	李子（14個/斤）	155	145	4	
	石榴（1 1/2個/斤）	150	90	1/3	
	人心果	85			
	蘋果（4個/斤）	125	110	4/5	
	葡萄	125	100	13	
	橫山新興梨（2個/斤）	140	120	1/2	
	紅棗	25	20	9	
	葡萄柚（1 1/2個/斤）	170	140	2/5	
	楊桃（2個/斤）	190	180	2/3	
	百香果（8個/斤）	130	60	1+1/2	

	食物名稱	購買量（公克）	可食量（公克）	份量（個）	備註 直徑x高（公分）
	櫻桃	85	80	9	
	24世紀冬梨（2 3/4個/斤）	155	130	2/5	
	桶柑	150	115		
	山竹（6 3/4個/斤）	440	90	5	
	荔枝（27個/斤）	110	90	5	
	枇杷	190	125		
	榴槤	35			
	仙桃	75	50		
	香蕉（3 1/3根/斤）	75	55	1/2	（小）
	椰子	475	75		
		190	115	1/3	10×13
	白柚（4斤/個）	270	150	1/10	18.5×14.4
	加洲李（4 1/4個/斤）	130	120	1	
	蓮霧（7 1/3個/斤）	235	225	3	
	椪柑（3個/斤）	180	150	1	
	龍眼	130	80		
	水蜜桃（4個/斤）	145	135	1	（小）
	紅柚（2斤/個）	280	160	1/5	
	油柑（金棗）（30個/斤）	120	120	6	
	龍眼干	90	30		
	芒果（1個/斤）	150	100	1/4	9.2×7.0
	鳳梨（4 1/2斤/個）	205	125	1/10	
	柳丁（4個/斤）	170	130	1	（大）
	*太陽瓜	240	215		
	奇異果（6個/斤）	125	110	1 1/4	
	釋迦（2個/斤）	130	60	2/5	
	檸檬（3 1/3個/斤）	280	190	1 1/2	
	鳳眼果	60	35		
	紅西瓜（20斤/個）	300	180	1片	1/4個切8片
	番石榴（泰國）（13/5個/斤）	180	140	1/2	
	*草莓（32個/斤）	170	160	9	
	木瓜（1個/斤）	275	200	1/6	
	鴨梨（1 1/4個/斤）	135	95	1/4	
	梨仔瓜（美濃）（11/4個/斤）	255	165	1/2	6.5×7.5

	食 物 名 稱	購買量（公克）	可食量（公克）	份量（個）	備註 直徑×高（公分）
水果	黃西瓜（5 1/2斤/個）	335	210	1/10	19×19
	綠棗 (E.P.)（11個/斤）	145		3	
	桃子	250	220		
	*哈蜜瓜（1 4/5斤/個）	455	330	2/5	

註：1.*每份水果類含鉀量300毫克（資料來源：靜宜大學高教授美丁）。

2.黃西瓜、綠棗、桃子、哈蜜瓜蛋白質含量較高。

表1-11　脂肪類食物代換表

	每份含脂肪5公克，熱量45大卡			
	食 物 名 稱	購買重量（公克）	可食部分重量（公克）	可食份量
油脂類	植物油（大豆油、玉米油、紅花子油、葵花子油、花生油）	5	5	1茶匙
	動物油（豬油、牛油）	5	5	1茶匙
	麻油	5	5	1茶匙
	椰子油	5	5	1茶匙
	瑪琪琳	5	5	1茶匙
	蛋黃醬	5	5	1茶匙
	沙拉醬（法國式、義大利式）	10	10	2茶匙
	鮮奶油	15	15	1湯匙
	*奶油乳酪	12	12	2茶匙
	*腰果	8	8	5粒
	*各式花生	8	8	10粒
	花生粉	8	8	1湯匙
	*花生醬	8	8	1茶匙
	*黑（白）芝麻	8	8	2茶匙
	*開心果	14	7	10粒
	*核桃仁	7	7	2粒
	*杏仁果	7	7	5粒
	*瓜子	20（約50粒）	7	1湯匙

	食物名稱	購買重量（公克）	可食部分重量（公克）	可食份量
油脂類	＊南瓜子	12（約30粒）	8	1湯匙
	＊培根	10	10	1片（25×3.5×0.1公分）
	酪梨	70	50	4湯匙

註：＊熱量主要來自脂肪，但亦含有少許蛋白質(1gm)。

第五節　食物選購與烹調

一、肉類的介紹

肉類包括家畜與家禽，它的蛋白質含有人體生長所必需的八種胺基酸，爲完全蛋白質，是很好的蛋白質食物；它所含的脂肪爲飽和脂肪酸，膽固醇對身體健康較不好，可選用瘦肉給老人食用，它含的醣類十分少，因此肉類所給予我們的熱量大多來自於蛋白質與脂肪；礦物質以鈣、鐵、鈉、硫、鎂爲多，其中顏色越紅的肉所含的鐵質越高；維生素則內臟含較高的維生素A，瘦肉則含較高的B_1與B_2。

㈠零售肉的選購應注意事項

國內肉類零售市場分爲現代化的超級市場、零售攤販及流動攤販，其中僅超級市場的肉品貯放於有溫度控制的冷藏庫或冷凍庫中，其餘均在室溫下，夏季溫度太高易導致肉類腐敗，因此零售肉的選購應注意下列事項：

1. 選購電宰肉：肉類屠宰分爲人工屠宰與電動屠宰二種，人工屠宰簡陋，沒有冷藏及嚴格的檢驗設備，而電動屠宰則設備齊全，操作離開地面，有嚴格的獸醫作檢，品質有保障，市售電宰肉有優良肉品標誌掛於販賣處。
2. 早上9點以前買肉：由於肉體常於前一天晚上10點開始屠宰，清晨送達零售市場。爲了享用到品質較新鮮的肉，最好在早上9點前買肉，下午則因零售攤位將肉放於室溫太久肉常會有不好的異味。

3. 選擇可靠的肉商：零售市場中肉商的身體健康情形、刀子、砧板、絞肉機的衛生條件，會影響肉的品質。
4. 選擇適當的部位來烹調：家畜類如豬肉、牛肉個部位均有適合的烹調方法，一般較嫩的部位用乾熱法，即不加水的烹調法即炒、煎、炸；較老的部位因筋多用濕熱法，如煮、紅燒、燉等烹調法。
5. 選擇正常肉色的肉：肉類經切開後，短時間內肌紅蛋白與氧結合形成鮮紅色的氧化肌紅蛋白，若存放太久肉變成鐵肌紅蛋白變成紅褐色，表示肉已放很久不宜購買。
6. 選擇正常風味的肉：正常的肉類應不具有腐敗或脂肪酸敗味或異臭味。
7. 不買水樣肉：若肉濕濕的有水滴滴下表示爲灌水的肉，煮熟後成品乾澀、品質差。
8. 不買暗乾肉：若肉色太深表示屠宰前動物經過掙扎，烹煮後的成品乾澀、味道差。

㈡肉類的製備

肉類經烹調之後應有好的嫩度，老人會喜歡吃，要如何製備它呢？

1. 買絞肉或較年輕動物的肉，由於老人牙齒咀嚼力較差，因此可用絞肉，或飼養較短時間的家畜或家禽，使老人較易咀嚼。
2. 製作肉排時，應選用肉質較嫩的里肌肉，並用刀背稍拍打，亦可加入少許嫩精，使肉質變嫩。
3. 肉片、肉絲可外加裏衣，如太白粉、玉米粉，在經炒、煎，因有裏衣可使得肉中汁液不會流失，而有好的嫩度。

㈢建議事項

肉中含有優良品質的蛋白質、豐富鐵質，此時有下列幾點建議：

1.將肉類剁細包成水餃或作成肉丸。

2.改變烹調方式，大部分老人喜歡吃肉燥，即用油蔥酥將肉炒香，加醬油、糖、水煮成，淋於飯或湯麵上，亦可加醃料及太白粉，川入湯中或燴汁內。

3.可用一些肉類加工品如香腸、肉鬆給老人食用。

4.肉類的蛋白質品質與魚類、蛋類、奶類相媲美，因此不吃肉類亦可吃魚、蛋、奶類來取代。

二、海鮮的介紹

臺灣四面濱海，漁產豐富，以營養價值而言海鮮類所含蛋白質十分優良，可與肉、蛋、奶類相媲美，其纖維較短、結締組織少，較易爲人體消化；脂肪量由0.1-22%，視海鮮種類而異，現代營養學家發現魚類所含的脂肪酸爲高密度的脂蛋白，可將器官組織中多餘的膽固醇送到肝臟，使膽固醇能排到體外，魚油又含有一種Eicosapentaenoic acid 簡稱爲EPA的脂肪酸，可減緩血管中血液的凝固時間，具有預防心血管疾病的功效；醣類以含肝醣爲主，因此魚貝類食用時使人感到口味鮮美，就是含肝醣之緣故；維生素含量以B群及魚肝含A、D；礦物質以鐵、銅、碘、鈉、鈣、磷含量豐富，軟骨魚及帶骨可食用的魚類，爲良好鈣質來源。

(一)海鮮的種類

海鮮種類相當多，一般依下列方式加以分類：

1.魚類：指帶有鰭及骨類的海產，依捕獲地區又可分爲淡水魚與海水魚。

(1)淡水魚：指淡水所捕獲的魚類，如吳郭魚、鰱魚、草魚，在市場上常以活魚出售，食用時常帶有海藻味，易含寄生蟲，食用時應完全煮熟。

(2)海水魚：指遠洋捕獲之魚類，市場上常以冷藏或冷凍出售，由於近年來遠洋常受污染，所以海水魚有些易污染重金屬，如白帶魚、海鰻等。

2. 貝殼類：又分為貝類、甲殼類、頭足類。

(1)貝類：具有堅硬的外殼，如牡蠣、文蛤、蜆等。

(2)甲殼類：身軀具有肢節，如蝦、蟹類，由於含有酵素易將蛋白質分解，使身軀易腐敗，因此購買時鮮度十分重要。

(3)頭足類：指身軀分為頭部、胴部及足部三部分，一般如烏賊、花枝、鎖管等。

(二)選購海鮮時應注意事項

魚貝類由於捕獲後常未能將內臟速予去除，或未能速予以冷藏或冷凍，同時身上具有黏液，易助長細菌繁殖，很快腐敗，食用後易產生食物中毒，因此選購要訣十分重要，現將常選用的魚類、蝦類、貝類的選購注意事項列於下：

1. 魚類：新鮮魚眼球為凸出，魚腮呈淡紅色，肉質有彈性，內臟完整，腹部堅實魚鱗緊緊依附在魚身上。

2. 蝦蟹類：新鮮的蝦蟹類肢節完整，尤以頭與身軀連接緊密不脫落，由於身上含酵素久放後易褐變，不肖商人常會撒入亞硫酸氫鈉來防止身軀變黑，但食後對身體不好，所以採買時若身上有滑滑感覺者最好不買。

3. 貝類：以買活貝才可食用，及外殼緊密，不黏手，若殼已打開者常為死貝，吃時會有惡臭味，不能入口。

(三)海鮮的製備

可選用魚刺較大者取其肉質，如吳郭魚、鱈魚、石斑魚、鯧魚，或無骨頭之魚和魩仔魚，蝦蟹烹調後取肉質就可，至於如花枝、章魚因組織較耐咀嚼，較不適宜老人食用。

有人曾說最會吃海鮮的採用清蒸方式，不會吃魚的則採用油炸、糖醋的方式，其原因在於海鮮以高溫短時，不加裹衣的烹調才可吃出其鮮美味道，如果加了麵糊或濃調味則無法分辨其新鮮度。在製作海鮮時可用水煮、清蒸、紅燒、煎、炸等方法，由於海鮮腥味較重，烹調時常需放蔥、薑，其實在新鮮未煮熟時，加少許白醋亦可去其腥臭味。有時可變化口味買罐頭魚類如鮪魚加沙拉醬，夾入麵包作成三明治，老人亦滿喜歡的。

如果老人不吃海鮮，可用肉、蛋、奶類來取代，或作各種烹調變化如牡蠣可煮粥、作蚵仔煎、作湯，注意選用新鮮安全的海產類還是最重要的。

三、黃豆及其製品的介紹

黃豆又稱爲大豆，其新鮮時因其外莢有毛，故又稱爲毛豆，至成熟後種皮變成黃色，因此又稱爲黃豆。

黃豆中的蛋白質含有八種人體所必需的胺基酸，爲植物中蛋白質品質最好者，其脂肪含量高，以不飽和脂肪酸爲主，不含膽固醇，爲人類食用油的良好來源，所萃取的油脂即市售之沙拉油；黃豆所含的醣類含棉籽糖，吃入體內後易被分解爲二氧化碳與甲烷，因此吃入黃豆易產生脹氣；礦物質以含量豐富的鈣、磷、鐵；維生素以B_1、B_2居多，此外生的黃豆含有一些有害於人體的物質如胰蛋白酶阻礙物（會阻礙體內胰蛋白酶的作用）、致甲狀腺腫因子、紅血球凝固素及皀素，但這些有害物質經100℃加熱20-30分鐘即可將它們破壞，因此黃豆最好不要生食。

在臺灣對黃豆的利用常以下列幾種方式出現：

㈠豆漿：黃豆加水浸泡後，再以果汁機拌打成豆漿，再經煮沸、過濾所製作成的，現今食品加工業十分發達，已將豆漿將噴霧乾燥法製成豆粉，使用十分方便僅沖泡熱水即可，如果家中母親自己作豆漿，則煮豆漿時最好煮30分鐘，煮時因皀素會有泡沫產生，因此需以小火不停攪拌，才可將一些有害的成分破壞。

㈡豆腐：黃豆作成豆漿後，加入熟石膏粉，豆奶則會凝固，將凝固物放入包有紗布的模型中包好，即成豆腐，市售豆腐有軟、硬之分，即依所在加石膏粉的量來區分。對老人而言以嫩豆腐爲佳，老人的菜單中最好不要將含有草酸的食物與豆腐一齊烹調，如菠菜與豆腐，因易生成草酸鈣，會有結石現象產生。

㈢豆皮：在煮豆漿時，因液體中水分蒸發，造成黃豆蛋白質分子聚合，產生皮膜，將此皮膜乾燥即可成豆皮，因此豆皮含高蛋白質，可用來包各種內餡。

㈣人造肉：將黃豆粉加酸沈澱製成纖維狀的蛋白絲，再經調味做各種不同的口味，市售的人造肉有牛肉口味、豬肉口味，一般吃素可分爲下列四種：

1.純素：不吃所有動物性食物，包括蛋類、奶類。

2.奶素：除牛奶外，所有動物性食物均不吃。

3.蛋奶素：除蛋、牛奶外，所有動物性食物均不吃。

4.食果素：僅吃水果、核桃，其餘食物均不吃。

吃素者，如果以黃豆爲主要的食物來源，其營養素來源蛋白質是不致於缺乏，但最好以奶素或蛋奶素爲佳，以提供豆類蛋白質的品質，其中食果素者易造成蛋白質、維生素B_{12}缺乏，有時需藉由打針予以補充。

老人不吃豆腐時，可用營養價值較好的牛奶來取代，或於豆漿中加蛋以提高營養價值；選用嫩豆腐作各式烹調如紅燒、燴、煎、炸；將豆腐與肉、蛋、蔬菜配合作各種菜單變化。

四、蛋類的介紹

蛋有雞蛋、鴨蛋、鵝蛋，其中以雞蛋較沒有強的風味，且價錢較便宜，常爲餐桌上的菜餚。蛋類含有很高品質的蛋白質，同時含有豐富的礦物質如硫、鈉、鐵及維生素B_1、B_2。

選購蛋時，以新鮮的爲佳，其品質判斷爲新鮮蛋外殼較粗糙，乾淨沒有破損，但因市面上賣洗選蛋，已經將蛋用清潔液洗過再噴上礦物油，因此此種判斷較不準確，有時可將蛋拿起在燈光照射下看氣室大小，若氣室小表示蛋較新鮮；或將蛋稍搖，若有聲音表示蛋液已水化，成品品質已變差；若將蛋殼去除，將蛋放平盤越新鮮的蛋擴散面積越小，蛋白越濃稠，蛋黃鼓起，蛋白膜不會破裂。

蛋必須煮熟了才食用，因爲吃未熟的蛋，其蛋白含有抗生物朊，會與生物素結合，阻礙生物素被身體吸收，人吃生蛋白會造成食慾減退、皮膚炎等現象，需以80℃加熱5分鐘，才可將抗生素朊破壞。

蛋在食物製備中常用來使食物材料黏合一起或塗抹於烘烤成品外使成品顏色呈金黃色；蛋白、全蛋打發可作蛋糕；蛋黃中的卵轔脂可使油、水混成均勻的平面作爲乳化劑；打勻的蛋加入熱湯中，待蛋液凝固時將蛋塊過濾，使湯保持澄清，蛋在不同成品製備時仍需注意下列事項：

㈠蛋類製備時需注意事項

1. 製備硬煮蛋時：應避免形成暗綠色的硫化鐵，此時烹調時宜將蛋洗淨放入冷水，以大火煮滾後計時，宜水滾後煮10-12分鐘即熄火，煮時水中加入少許白醋及鹽可協助凝固，煮好後立刻沖冷水，可避免形成不好風味及暗綠顏色的硫化鐵。
2. 蒸蛋：應避免形成大的孔洞及不好的顏色，蛋去殼後將蛋液打勻但不宜打發，依一個蛋可加入3/4杯溫水（約40℃），蒸籠水滾後，將裝好蛋液的容器放入，以小火蒸15-20分鐘，避免蒸的時間太長。
3. 作蛋糕時：避免拌打過久，蛋白以21℃最適合，全蛋、蛋黃則以43℃最適宜拌打，因此可隔水加熱，拌打時鹽、油、糖會阻礙泡沫形成，在泡沫形成後再加入，酸如檸檬汁、塔塔粉可協助泡沫形成，可於拌打時加入。
4. 作沙拉醬時：應避免油水分離，宜選用新鮮蛋黃，剛開始慢慢加入一小滴無味的沙拉油，至呈乳糜狀時，再加較多量的油，油呈飽和時，再加少許白醋或檸檬汁，如果成品打至油水分離，可以用一個新鮮蛋黃當基本材料，慢慢加入油，使成乳化狀後，再將失敗的材料當成油慢慢加入拌勻，一般一個蛋黃可容許3/4杯油加入打成沙拉醬。

(二)建議事項

一般老人喜歡吃蛋及蛋類食品，若老人不吃時可參考下列方法：

1. 嘗試變化菜單：如蒸蛋中，可加入牛奶、糖作成甜食，或加入雞肉、香菇作爲鹹食。
2. 成品不要太乾澀：一般老人不喜歡吃蛋黃，而吃蛋白，全蛋加水打勻作成蒸蛋。
3. 將蛋與米飯、蔬菜、肉類混合做成各式餐食：如作成蛋包飯、蛋炒飯或加入沙拉中。
4. 對蛋過敏：則將蛋少量給食，或以肉、魚來取代蛋類。

五、奶類的介紹

奶類指哺乳類動物所產生的乳汁，一般我們最常飲用的爲牛奶、羊奶，它含有很高品質的蛋白質，豐富的脂肪、醣類、礦物質（如鈣、磷、鐵）、維生素（如A、B_2），爲優良的食品。

有些老人飲用牛奶後會有腹漲、腹瀉現象，那是因爲在其體內缺乏乳糖分解酵素，或因乳糖分解酵素的活性低，無法將乳糖分解爲葡萄糖與半乳糖，乳糖無法被消化，直達小腸下部，造成腹瀉，要解決此問題則給予小量較稀的牛奶或喝優酪乳，待其適應後再增加牛奶的質和量，情況嚴重不能適應時，則以其他蛋白質品質相近的肉、魚、蛋類來取代。

(一)市售奶類及其製品種類

市售奶類及其製品種類很多，現將較常使用者介紹於下：

1. 鮮奶：由乳牛產出的牛奶經檢查、殺菌、包裝後的成品，一般包裝上貼有中央標準局審核的鮮奶標誌，其標誌爲一頭白底黑色花紋的乳牛圖案，加上紅色「純」字及黑色臺灣省農林廳等字樣，分爲全脂與脫脂二類。
2. 調味奶：由鮮奶加入不同調味的牛奶，其營養價值只有鮮奶的一半。

3.蒸發奶：將鮮奶加熱去除60%的水分，使用時加入等量的水則與鮮奶一樣。

4.奶粉：將鮮奶經乾燥而成，使其保存期限增長。

5.煉乳：牛奶中加入16%的砂糖，再濃縮爲原來體積的30-40%，一般作夏季冰點時所用。

6.發酵乳：將牛奶加入不同菌種，使乳糖分解爲乳酸，具有不同酸味。

7.奶油：將牛奶靜置或離心，分離出來的脂肪。

8.乾酪：牛奶中加入凝乳及菌種，使形成凝塊，一般1杯牛奶經凝固後，只能形成1/10杯乾酪，因此它爲營養濃縮的乳製品。

9.鮮奶油：牛奶經攪動後，上層含脂肪35-38%的濃厚牛奶，一般作爲蛋糕裝飾之用。

㈡拌打牛奶時應注意事項

牛奶亦具有起泡力，以乳脂肪含35-38%的鮮奶油起泡力最好，但拌打時應注意下列事項：

1.材料選用：選擇乳脂肪含量35-38%的牛奶，並先在2-4℃的冷藏庫予以冷藏。

2.用具選用：以圓形底面積小的不銹鋼或塑膠盒，不宜用鋁製器皿。

3.拌打方式：將鮮奶油放於不銹鋼或塑膠容器中，容器下墊冰塊，用單軸拌打器打至起泡，加入鮮奶油用量15%的細砂糖打至挺硬，再抹於冷卻的蛋糕或西點上。

六、米食的介紹

臺灣爲亞熱帶氣候，適合稻米成長，同時因米類儲存容易、價格低廉，亞洲國家以它爲主食，它大約提供了亞洲人民每人每日熱量50-60%。

米含少量蛋白質，由於其蛋白質缺乏離胺酸，因此米的蛋白質品質並不是很好，需由肉、魚、蛋、奶類的蛋白質來補充其不足；脂肪含量不多大部分存於胚芽中，在碾米過程大多被碾除了；最豐富的就是醣類占約75%；礦物質方面含磷；維生素以B群最豐富，但於碾米、洗米、烹調過程中，損失量相當多。

米依碾米加光程度可分爲糙米、胚芽米、精白米，將收割後的稻米，經過乾燥除去殼之芒、毛，剩下含有果皮、種皮、糊粉層、胚乳、胚芽的稱爲糙米，它含有豐富的蛋白質、醣類、脂肪、纖維素、維生素B群；若將糙米所含的果皮、種皮、糊粉層除去，僅保留胚乳及胚芽之米稱爲胚芽米，因糙米及胚芽米含有胚芽，其中含較高成分的脂肪，儲存期間如果較長，易造成油脂酸敗，米易腐壞；一般我們爲了求口感較好，常吃精白米，在加工過程果皮、種皮、糊粉層、胚芽碾除，只剩胚乳，因此大多營養素均已輾除，只剩少量蛋白質、微量脂肪及豐富的醣類，現今營養專家常呼籲人們要多吃含纖維素的食物，以預防腸癌，因此若日常生活食用糙米、胚芽米，對身體健康是有益的。

米依特性之不同又可分爲再來米、蓬萊米及糯米，再來米由於含直鏈澱粉較高，因此煮後黏性較低組織較鬆散，適合炒飯、作蘿蔔糕、碗粿；蓬萊米所含枝鏈澱粉較高，可製備出需黏性適中的食品如粥、米乳、米飯等；糯米因含枝鏈澱粉最多，黏性最大，不易老化，可作黏性較大的食品如麻糬、油飯、年糕。

米的種類很多，在日常生活中應如何選擇呢？選購米時應依烹調用途來選擇適當的米種，如作黏性較大的年糕宜選糯米，製作較爽口的碗粿宜選用再來米；米粒大小均勻、飽滿，沒有大小石頭或其他雜質，不能有發黴的現象。

家中儲存米宜放於陰涼乾燥的地方，若食用糙米及胚芽米一次不要買太多，以防止因儲存期限太長油脂酸敗；米不宜貯放放冰箱，因冰箱內溼度太高易有青黴菌生長而發黴，發黴的米不宜食用，應丟棄以防止食入青黴菌造成肝癌。

㈠米飯烹調時應注意事項

米飯烹調時要注意哪些事項，才能製出好的成品呢？

1.煮飯前將米粒輕搓洗後，加水浸泡15分鐘，使米粒充分吸水。

2.煮飯水中加少許沙拉油，可使煮好的米飯有光澤且不會黏在一起。

3.每一種米吸水率不同，如再來米1杯米約需$1\frac{1}{4}$杯水，蓬萊米1杯米1杯水，糯米則1杯米需2/3杯水。

4.煮好米飯，需燜10分鐘後才可掀蓋，若速掀蓋易造成米心不熟。

5.盛飯時宜用飯匙將米粒弄鬆，不宜用鏟子將米粒鏟碎。

七、麵食的介紹

㈠小麥

中國領土幅員廣大，北方天氣寒冷適合小麥生長，因此製作出各式精美麵點。

小麥依其硬度及播種季節不同可分類如下：

1.杜蘭麥：蛋白質含量占16%以上，硬度最大，適合作通心麵。

2.硬紅春麥：又稱爲高筋紅麥，蛋白質含量佔13-16%，筋性最強。

3.硬紅冬麥：蛋白質含量占10. 5-13. 5%，常用來作中筋麵粉。

4.軟紅冬麥：蛋白質占10. 5%，麥粒小，亦作中筋麵粉之用。

5.白麥：蛋白質含量較低，適合作低筋麵粉。

㈡麵粉

小麥經精選，水洗後以機器磨成粉，就是我們日常生活所常用的麵粉。麵粉含豐富的蛋白質，但因蛋白質中缺乏離胺酸，爲不完全蛋白質，可在麵粉中加入奶粉，提高營養價值；麵粉中的醣類含量十分豐富可提供不少熱量；其內脂肪主要含在胚芽中，由於脂肪易使麵粉酸敗，因此在製粉過程中將胚芽碾除，在精製麵粉中不含脂肪；礦物質則有鈣、磷、鐵、鉀、鈉；維生素則含有維生素A。

1. 特高筋麵粉：蛋白質占13.5%以上，常用來製作筋度較高的麵食，如春捲皮、油條。
2. 高筋麵粉：蛋白質占11.5%，一般作吐司麵包。
3. 中筋麵粉：蛋白質占8.5-11%，筋性適中，適合做一般中式麵食，如水餃、餛飩等。
4. 低筋麵粉：蛋白質含量占8.5%以下，適合作筋性很小的蛋糕或小西餅。

㈢麵筋

當麵粉加水揉成麵糰時，其中所含的蛋白質與水分子結合，形成網狀薄膜，這就是麵筋，所以在麵食製作時揉好的麵糰放置10-15分鐘，其原因就是讓麵粉與水分子充分融合，以利於麵筋形成，使麵食具有咀嚼感，但一般西點如蛋糕、小西餅則不希望有麵筋形成，因此僅將麵粉與液體材料拌勻，不能攪拌過頭。

㈣中式麵食製作

中式麵食製作時，依所用的材料可分爲下列幾種：

1. 麵糊類：將麵粉加液體材料（水、蛋或牛奶）調成糊狀者，如做蛋糕、春捲皮。
2. 冷水麵：麵粉加冷水揉成糰狀，一般1杯麵粉加入1/4杯冷水和成麵糰，適合作水的成品，可做水餃皮、貓耳朵等。
3. 燙水麵：麵粉先以一部分熱水燙熟，再加少許冷水和成麵糰，適合作蒸、烙、煎的成品，如鍋貼、煎餃、燒賣。
4. 油酥麵：它的製作分爲兩部分麵糰，一部分爲麵粉與油脂和成油麵，另一部分爲麵粉加水和成水麵，將水麵包入油麵桿成片再捲起，就成具層次的麵食，如綠豆椪、咖哩餃之製作。
5. 發麵類：麵粉、水、酵母、糖、油和成麵糰，因有酵母存在，產生大量氣體包裹於麵筋內，使麵團體積膨大，成品如包子、麵包。

八、三明治的介紹

在十八世紀時，英國有一位伯爵三明治四世，十分愛好玩橋牌，一玩起橋牌就忘了吃飯，於是僕人就將麵包及菜餚切好放在盤中，讓他可隨手取食，不必用刀叉，後來人們就將它命名爲三明治。

(一)三明治的種類

三明治種類很多，並不僅指吐司麵包中間夾餡，一般可分爲下列幾種：

1. 宴客用小三明治：將麵包以模型或鋸齒刀切成小片，配上各種不同的裝飾，再插上各種小牙籤，爲茶會或雞尾酒會用。
2. 無蓋三明治：將麵包放盤中，再將肉餅、火腿、蛋、豬排等材料放於上，淋上濃醬汁，此種三明治常需用刀叉來吃。
3. 俱樂部三明治：將較大份量的麵包夾入內餡，內餡一般以肉類、生菜、蛋、火腿、乾酪爲材料，此種三明治大多用於正餐時。
4. 包裝好三明治：即將麵包夾入較乾性的材料，再外包塑膠袋，外有包裝日期、使用期限。
5. 煎的三明治：將麵包部分外裹蛋液、牛奶等材料，於鍋中煎好，再包入餡。

(二)注意事項

1. 麵包部分

三明治麵包部分，可選用市售各式西式與中式麵包如吐司、圓麵包、長麵包、法國麵包、全麥麵包、餐包、小餅乾、刈包、饅頭、銀絲捲等均可以用來作材料，在麵包使用上應注意下列幾點：

(1)選擇新鮮的麵包，如果放隔夜已硬的麵包可將它烤過、煎過或沾蛋液、牛奶煎熟。

(2)最好用鋸齒刀切掉麵包四周硬皮。

(3)麵包很容易吸收別的食物的味道，因此放冰箱時一定要予以密封，不要和洋蔥、青椒等放一起。

(4)麵包不夠新鮮時，不用來作捲形三明治，以免皮龜裂。

(5)吐司麵包有各種不同切割方法與排盤。

2. 內餡部分

三明治的口味可由內餡加以變化，一般可做成甜口味，如抹入果醬、蜂蜜、水果丁；亦可加入鹹口味的肉片、香腸、熱狗、蛋，餡的製作要注意下列事項：

(1)夾餡時麵包上先抹奶油或沙拉醬，以防內餡汁液浸濕了麵包。

(2)內餡應已去除不可食的部分如骨頭、硬邊等。

(3)內餡選用時可將肉類、蔬菜或水果平均選用，以達均衡營養。

(4)內餡放入麵包中，再淋上沙拉醬或番茄醬並迅速供應，以免內餡浸泡醬汁太久而出水。

九、蔬果的介紹

臺灣地處亞熱帶，四季中蔬果種類很多，產量很豐富。蔬果含很高的纖維素、礦物質及維生素，並具有各種不同的色彩，琳瑯滿目，十分受到人們歡迎，現就其種類、構造、營養素含量、烹調時色、香、味的保留與改變加以敘述。

(一)蔬果的分類

蔬菜的種類很多，現依其食用的部分加以分類，大致可分為：

1. 根莖類

根是植物體最下面的部分，植物靠著它吸取土壤中的水分和無機物質，供給植物生長發芽。有些植物在寒冷季節來臨時，將養分儲存於根部，此時根部變得很肥大，至春天時再度萌發成枝葉茂密的植物。

屬於根部的蔬菜有胡蘿蔔、白蘿蔔、甘藷等。

2. 莖類

植物的莖是一條運輸管道，除了正常的莖外，有些植物因適合特殊功能而變形，又可分為下列數種：

⑴一般正常的莖：如茭白筍、萵苣筍。

⑵塊莖：短期而膨大的塊狀地下莖，外表有許多凹陷的芽眼，用芽眼可栽培出幼苗，如馬鈴薯。

⑶嫩莖：未長出地面或剛長出地面不久的嫩莖，如竹筍就是竹子未長出來的嫩莖，蘆筍亦屬之。

⑷根莖：有節的根莖如藕，其根莖夠長於地下，莖上有節，節上可分出側芽，側芽長出泥土成爲地上莖。

⑸鱗莖：長成球狀，受鱗片狀的葉來保護，如大蒜、洋蔥，洋蔥爲一種扁圓形，上面有多數鱗葉的地下莖，鱗葉的頂端可發育成地下莖，側芽則生成新的鱗葉。

⑹球莖：短且膨大，肥厚似球，球莖內貯藏大量養分，可用來繁殖出新的植物，如荸薺、芋頭、球莖甘藍等。

3. 葉菜類

葉是指生長在莖上成綠色扁平狀，除了行呼吸作用之外，尚可利用葉綠素行光合作用，製造成供應植物所需的醣類，又可分爲下列幾種：

⑴散葉菜類：葉片展開狀，一般連葉柄一齊吃如菠菜、空心菜、青江菜等。

⑵結球菜類：葉片以中央重疊包裹成球形，如包心菜。

⑶嫩葉菜類：只吃嫩葉的菜如豆苗。

4. 花菜類

花是植物用來繁衍生命的，因此由它繽紛的色彩與香氣可吸引昆蟲傳播花粉，日常食用的花菜類如金針花、花椰菜、韮菜花。

5. 瓜果類

瓜果類是花的延續，爲子房經過受精後會受到生長激素的刺激而生長，成熟的子房即稱爲果實。植物的果實供人類食用者如番茄、甜椒、瓠瓜、冬瓜、南瓜等，其特色爲屬於漿果、果肉疏鬆、多汁且具有種子，一般瓜類植物亦屬之。植物中除了少數果實較沉重的如冬瓜、南瓜外，大多在棚上生產，讓果實懸在空中，可避免地上的細菌及蟲害。

6. 種子類

花經受精後，子房發育成果實，子房內的胚珠發育成種子，一般的豆類蔬菜即屬之，日常可食用的豆類蔬菜如豌豆、四季豆、毛豆、花生等。

7. 其他類

如海菜類、菇蕈類。海菜類生長於水中或潮濕處，組織沒有根、莖、葉之分，但本身含有葉綠素，能行光合作用製造養分，平常食用以紅藻爲主，如紫菜，海帶則屬褐藻；菇蕈類屬眞菌，它缺乏葉綠素，必須依賴生物體爲主，如果依賴的生物體是活的稱爲寄生，依賴的生物體是死的稱爲腐生，大部分菇蕈類由腐敗數來取得營養，現常吃的菇蕈如洋菇、草菇、鮑魚菇、金針菇、木耳等。

至於水果的種類亦不勝枚舉，普通分爲下列四類：

⑴漿果類：如葡萄、草莓、香蕉、鳳梨等。

⑵仁果類：如蘋果、梨、柿、枇杷等。

⑶核果類：如桃、梅、杏、李、櫻桃等

⑷堅果類：如栗、胡桃等

㈡蔬果的營養價值

蔬果所含的營養大致如下：

1. 水分：水果所含的水分很高，約佔70-90%，水分含量依種類、根部吸水情況、蒸散情況而有不同，一般瓜果類約佔90%，堅果類約佔10-20%。水分不足時會使得蔬果組織呈現萎縮狀。
2. 蛋白質：除豆類外，蔬果蛋白質的含量十分低，約佔1-3%，且屬不完全蛋白質。
3. 脂肪：蔬果所含脂肪非常少，大多僅佔0.1-1%，但亦有例外，如鱷梨、橄欖中脂肪約佔30-75%。

4.醣類：水果含有3-32%的醣類，尤以水果所含醣類相當高。醣類以單醣（葡萄糖）、多醣（澱粉、半纖維素、纖維素）、果膠存於植物體。

5.礦物質：蔬菜中的礦物質則以鈣、磷、鈉、鉀、鎂為主，水果則以鈣、鉀、鐵為主，尤以乾果類所含的鈣、鐵更為豐富，現列於表1-12。

表1-12　礦物質含量豐富的蔬果

礦物質	含量豐富的蔬果（依含量多至少排列）
鈣	蔬菜類：鹹菜乾、金針、九層塔、莧菜、高麗菜乾、白莧菜、芥藍菜、枸杞、木耳。 水果類：橄欖、柚皮糖、木瓜糖、紅棗、黑棗、葡萄乾。
磷	蔬菜類：蔭瓜、木耳、金針、香菇、毛豆、皇帝豆、鮮蠶豆、鹹菜乾。 水果類：黑棗、葡萄乾、龍眼乾、柿乾、釋迦、紅棗、龍眼、桃子。
鐵	蔬菜類：芥藍、蒜花、高麗菜乾、金針、鹹菜乾、木耳、香菇、莧菜、筍、香菜、九層塔。 水果類：黑棗、蜜餞、葡萄乾、紅棗。

6.維生素

蔬果所含的維生素相當豐富，現依序列於表1-13。

表1-13　維生素含量豐富的蔬果

維生素	含量豐富的蔬果（依含量多至少排列）
A	蔬菜類：胡蘿蔔、菠菜、茼蒿、油菜、金針、番薯葉、枸杞、青江菜。 水果類：柿乾、芒果、紅柿、木瓜、椪柑、桶柑、楊桃。
B_1	蔬菜類：毛豆、香菇、枸杞、皇帝豆、鮮蠶豆。 水果類：黑棗、紅棗、荔枝、釋迦、椪柑、鳳梨。
B_2	蔬菜類：香菇、金針、九層塔、鹹菜乾、高麗菜乾、松茸、木耳。 水果類：紅棗、黑棗、龍眼乾、桃子、釋迦、橄欖、李子、龍眼。

維生素	含量豐富的蔬果（依含量多至少排列）
菸鹼酸	蔬菜類：香菇、木耳、松茸、敏豆、鮮蠶豆。 水果類：鹹橄欖、木瓜、番石榴、香蕉、芒果。
C	蔬菜類：芥菜、金針花、芥藍菜、青辣椒、花菜、九層塔。 水果類：油柑、番石榴、白文旦、龍眼、紅文旦、木瓜、椪柑、荔枝。

㈢蔬果製備應注意的事項

蔬菜在製備過程中，西式烹調以生食爲主，但中式製備常需經過烹調過程，而水果則以生食爲佳，現就以在蔬果製備過程中農藥去除、營養、顏色、風味、組織之變化加以探討。

1. 農藥之去除

蔬菜中農藥含量甚高，其中以散葉菜（如韭菜、小白菜、菠菜等葉狀蔬菜）含量最多，其次依序爲結球葉菜（如包心菜、芥菜等）、豆菜類（四季豆、菜豆、豌豆）、果菜類（番茄、青椒等）、根莖類（馬鈴薯、胡蘿蔔、蘿蔔），含量最少爲瓜菜類（胡瓜、小黃瓜、絲瓜），要排除蔬果中附著的農藥，可用下列方法：

⑴刷除法：刷去表面附著的農藥，尤以像苦瓜具凹凸表面宜用軟毛刷洗之。

⑵刮除法：將表皮削去不用或切掉最易積存的部分。

⑶清洗法：用流水式的水加以沖洗，切忌用水浸泡。請洗時像青椒其凹處常殘留農藥，應將蒂部切除再以大量水洗，包葉菜應一葉葉剝下來再以水沖洗。

⑷殺菁法：蔬果以 85－100℃熱水加熱數分鐘後，速沖冷水，其目的可抑制酵素使它成不活性，同時可除去蔬果上部分的農藥，但會造成水溶性維生素少部分流失於水中，所以冷凍蔬果較剛上市的蔬果所含農藥少，因它經過殺菁處理。

同時爲了減少農藥殘留，在蔬果採收儲存時應注意下列事項：

(1)農夫將蔬果噴上濃藥後，不應立刻採收，因農藥會因日光照射後，經紫外線分解其化學結構，而水可將蔬果表面的農藥沖至泥土中，風可加速蔬果表面農藥的揮發，氧可和農藥結合，將農藥分解。

(2)蔬果買回來後可放室溫陰涼處1-2天，農藥會被植物酵素分解而減少其量，由於冷藏與冷凍會減慢植物酵素的作用，因此要減少農藥量以儲存室溫較好，但若冷凍前予以殺菁亦爲減少農藥含量的一種好方法。

2. 營養素的保留

蔬果中營養素的保留可採用下列方法：

(1)選用合季節性的蔬果，較新鮮，營養素含量較高。

(2)蔬果需削皮時，外皮盡可能削薄些，因越靠近外皮者營養素含量較高

(3)若需經切割時，盡可能近烹調時間再切，同時不要切得太碎。

(4)先洗後切，此爲做團體膳食之一大困擾，但爲避免營養速流失，蔬菜先去除不可食部，以流水式沖洗後，再行切割。

(5)烹調時盡量少加水，因水溶性或脂溶性維生素常流失於湯汁中，若要保留較多維生素，可用勾芡的方法加少量湯汁成稠糊狀，營養素易爲人一起隨葉菜吃入。

(6)烹調時不加鹼，綠葉菜在鹼中顏色更好，因此有人在烹調綠葉菜時加小蘇打，但鹼破壞營養素，因此最好不要添加。

(7)水果盡可能生食，最好再供應前再行切割，若做果汁亦最好在飲用前才著手製作，以免使維生素C受到破壞。

3. 顏色的保留

蔬菜中含有各種不同的色素，其受酸、鹼、熱作用有不同反應，如表1-14。

表1-14　蔬菜在酸、鹼、熱顏色改變情形

色素	顏色	水	酸	鹼	熱
葉綠素	綠色	稍溶於水	變橄欖色	強化	變橄欖色
胡蘿蔔素	黃色	不溶於水	不太受影響	不太受影響	不太受影響
葉黃素	黃色	不溶於水	不太受影響	不太受影響	不太受影響
番茄紅	橙紅色	不溶於水	不太受影響	不太受影響	不太受影響
花青素	紅色、紫色	溶於水	強化變更好	變藍	不太受影響
二氧嘌基	白色	溶於水	變白	變黃	不太受影響

因此含不同色素蔬果在烹調時應注意下列事項：

⑴綠色蔬菜

如菠菜、青江菜、空心菜、綠色花椰菜等，綠色是因含有葉綠素，葉綠素微溶於水，當加熱時，細胞組織破壞而釋出之酸使蔬菜變成橄欖綠，若加入鹼以中和酸，可防止變化，而使蔬菜保持翠綠或顯得綠，所以綠色蔬菜在烹調時常加入少許蘇打粉，但這種處理破壞大量維生素，且使蔬菜組織軟爛，並不理想，可以殺菁的方法來處理較好。

⑵黃色蔬菜

如胡蘿蔔、南瓜；甘藷、玉米、番茄，黃色蔬菜含類胡蘿蔔素(Carotenoids)，人體中可轉變成維生素A，所以又稱爲維生素A的先驅物，類胡蘿蔔素與葉綠素同在，比例爲1：3，所以深綠色蔬菜亦是胡蘿蔔素之來源，大部分的類胡蘿蔔素是黃色，除了番茄紅是紅色的，如紅番茄、紅蘿蔔、紅番薯均含有類胡蘿蔔素，此類蔬菜不太受酸、鹼、熱之影響，在烹調中常能保持其顯明之紅色或黃色，因此在團體膳食製備中應多採用。

⑶紅色蔬菜

如甜菜頭、紅高麗菜（紫色包心菜），紅色的蔬菜及紫色或藍色，蔬菜含有花青素，花青素可溶於水，不受熱影響，但對酸

很敏感，在酸性溶液中變得很鮮紅，而在微鹼性溶液中變得很混濁或帶青色，所以此類蔬菜在烹調時宜加入少許酸或其他酸性食物。

(4)白色蔬菜

如洋蔥、高麗菜、白色花椰菜、大白菜、馬鈴薯、蓮藕、洋菇。白色蔬菜含二氧嘌基，其化學性與花青素相近，此白色色素在酸中變白，在鹼中變黃，故烹調時亦可加入少許酸，使色澤更好。

(5)水果

在水果方面常會因切割產生酵素性褐變，因此應於切割後浸泡鹽水、糖或添加抗氧化劑（維生素C）。

4. 風味方面

蔬菜中如高麗菜、洋蔥含有強烈風味，高麗菜烹調時間越久產生硫化氫 (H_2S) 越多，應以高溫短時烹調爲佳，洋蔥煮得越久SO_2流散越多，所以長時烹調爲佳。

5. 組織方面

澱粉質高的蔬菜必須吸收足夠的水分，進行糊化作用，使成品柔軟。葉狀蔬菜以快炒，烹調時間短爲佳，保持脆的質地。

製備沙拉時，要求脆質感的蔬菜，因此選用新鮮脆質蔬菜洗淨後，經切割成約一口大小，食用前再淋上配餐的沙拉醬，切忌過早淋上醬汁，以免蔬菜萎縮而出水。

十、油脂的介紹

自古以來油脂爲人類不可缺少的食物，膳食中的油脂可自各種不同的食物攝取而得之，一般包括可看見的油脂如沙拉油、豬油、奶油及一些存於食物中看不見的油脂如牛奶、蛋、魚、瓜子等，其中存於食物裡的油脂大約佔膳食中油脂攝取量60%。

依油脂的營養價值、分類、構造、物化特性、加工方法、烹調原理、油炸時的變化加以敘述。

㈠油脂的營養價值

油脂爲人類熱量的主要來源，每公克油脂可提供給9大卡的熱量，相當於蛋白質或醣類所能供給熱量的2.25倍，一般每人膳食總熱量能的20-30%由油脂而來，各種油脂的營養價值彼此間沒有顯著的差異，但其中所含的亞麻油酸 (Linoleic acid)、次亞麻油酸 (Linolenic acid)、油酸 (Oleic acid) 爲人體所必需的脂肪酸 (Essential fatty acid)，缺乏時會有禿髮、鱗狀皮膚或斑點狀出血皮膚症狀出現，各種油脂所含必需脂肪酸的含量如表1-15所示。油脂在胃中停留時間較長，可使人增加飽足感。體內油脂具保護內臟，使內臟器官於固定位置。

油脂可作烹調時熱交換的媒體，使食物著色和風味散發，固定油脂具有可塑性，增加麵糰濕潤性及層次性，有些油脂如單甘油脂、卵磷脂可做乳化劑，使油分散於水中，並可防止產品老化作用，卵磷脂用於糖果、點心中可作爲抗黏劑並能抑制黴菌生長。

表1-15　各種油脂必需脂肪酸之含量

油脂種類	亞麻油酸（%）	次亞麻油酸（%）	油酸（%）
紅花籽油	75	—	14
葵花籽油	68	—	19
玉米油	56	—	29
黃豆油	54	7-8	24
棉籽油	52	—	22
米糠油	34	1	44
花生油	30	—	49
橄欖油	12	—	73
豬油	10	—	45
牛油	2	—	39

(二)油脂的分類

油脂的種類很多，依來源可分爲：

1. 動物性油脂

由動物體內萃取而成的，如豬油、牛油、雞油，一般未經精製因此結晶粗、安全性差，具有特殊風味。

2. 植物性油脂

由植物萃取製成的，如黃豆油、米糠油、玉米油、椰子油。一般經過精製、脫臭、脫色、氫化等過程，安定性好，無特殊風味。

3. 加工用油

用植物或動物提取而得的原油，含有不同雜質影響油脂的風味、顏色、安定性、起泡性，因此需經過純化處理、漂白、氫化、脫臭、冷卻，如雪白牛奶 (Shortening)、馬琪琳 (Margarine)。

脂肪酸其碳原子的個數及鍵結方式會影響脂肪之特性，脂肪酸一般分爲：

(1)飽和脂肪酸 (Saturated fatty acid)

指脂肪酸內碳鍵爲結合者，其通式爲Cn H2n+1COOH，如棕櫚酸 (Palmitic acid)、硬脂酸 (Stearic acid) 等。飽和脂肪酸分子量越大，熔點越高。

(2)不飽和脂肪酸 (Unsaturated fatty acid)

指脂肪酸碳鍵中有雙鍵者，又分爲：

①單元不飽和脂肪酸 (Monounsaturated fatty acid)

指脂肪酸中只含有一個雙鍵者，如油酸 (Oleie acid)。

②多元不飽和脂肪酸 (Polyunsaturated fatty acid)

指脂肪酸之碳鍵有二個或二個以上的雙鍵者。如亞麻油酸 (Linoleic acid)、次亞麻油酸 (Linolenic acid)，脂肪酸之不飽和鍵越多，油脂熔點越低，越容易受化學作用，即越容易水解、氧化或氫化。天然動植物油脂是由甘油與順式脂肪酸所組成，它的缺點是易氧化，不耐炸，若將順式脂肪酸氫化成反式脂肪（如氫化植物油、氫化棕櫚油、植物酥油），可使油脂不易氧化、高溫可重複油炸，但近年來研究指出食用反式脂肪將會提高冠狀動脈心臟病的機率，它會使壞的低密度脂蛋白膽固醇上升，使好的高密度脂蛋白膽固醇下降，故老人不宜食用含有反式脂肪的食品。

㈢油脂使用時注意事項

1. 一般而言，食物油炸時所需溫度大約在190℃，因此作爲油炸用油脂的發煙點最好在200℃以上，影響油脂發煙點的因素如下：

⑴油脂酸數目的多寡：脂肪酸數目越多者，發煙點越低。

⑵油脂中之乳化劑：油脂含乳化劑者其發煙點較低。

⑶食物的裹衣越多者，使得油脂之發煙點降低。如肉片外裹麵包屑放入油鍋時，裹衣的的顆粒點散於鍋中，增加食物與油的接觸面積，使發煙點降低。

⑷烹調用具亦會影響發煙點，油在淺且寬的油炸鍋中，其發煙點較於直且深的油炸鍋中爲低。

2. 油脂的回味 (The reversion of fat)

有些油脂因其所含氧原子之消失而產生回味的現象，油脂剛開始回味時呈豆腥味，再置放一段時間後就由豆腥味轉變成金屬味，最後則呈魚腥味。油脂中如含有食鹽或脂肪酶 (Lipase) 也會引起回味的傾向。

3. 濕度太高黴菌容易生長，油脂表面長黴，造成油脂氧化酸敗。

4. 高溫破壞油脂

油加熱後會分解成短鏈的油脂酸，這些油脂酸會產生聚合作用 (Polymerization)，特別是含有多量的多元不飽和脂肪酸脂肪，在高溫和長時間的情況下，容易形成所謂的「聚合物」的高分子物質，這些聚合物是一種呈蠟狀或樹脂等的黏稠物，它們可能由碳分子間或者氧分子鍵間的直接結合所形成，油脂中聚合物增加時，油脂的黏度會提高，且使油脂產生異味。一般烹調食物，油的用量少，溫度雖高但時間短，故很少有聚合物的產生。但在大量食物製備時，往往用同一個鍋子煎、炸或烤大量的食品，需要長時間加熱，因此在平底鍋邊、炸油鍋或烤盤上可發現一層深棕色的黏稠物，這就是聚合物的產生。油加熱時溫度要慢慢上升，不可操之過急，油溫不可超過204℃，當加溫太高時，油開始發煙，產生淡淡藍色的泡沫，這就是油的發煙點 (Smoking point)。當油被加熱到達發煙點時，油就開始分裂，一般油脂在熔融狀態下，即60℃以上的溫度，每升高10℃，其劣化速度就會增加1倍，品質好的新鮮炸油其發煙不可低過200℃。油煙含有丙烯醛 (Acrolein) 是一種辛辣刺鼻的化合物，它會刺激眼睛及鼻黏膜。因此在烹調油炸或烘烤含油量高之食物，應注意火候的大小、溫度的控制，這樣就可達到所謂的色、香、味、營養俱佳的成品。

第六節　食物儲存

儲存食品材料的主要目的，在於保存足夠的食物，減少食物腐敗，變質避免損失。另外團體膳食所用的材料若能大量採購較爲經濟，若能做好食品的儲存，即可降低食物成本，增加利潤。

現就依各類食物在儲存時應注意的事項分述如下：

一、肉類

(一)肉類極易腐敗，不能置於室溫中，應洗淨後瀝乾，依照每次使用量分割以密閉容器或塑膠袋分別包裝，置於冷藏或冷凍庫中，才能避免水分流失，亦可免除解凍時的困擾。

(二)絞肉或是切小塊的肉與空氣接觸面積大，易受人爲及機器污染，應速予冷藏並盡速用完。

(三)解凍過之肉品，不宜再凍結儲存。

(四)冷凍與冷藏肉品的儲存期限爲

1. 牛肉類：新鮮肉品冷藏，冷藏1天，絞肉1至2天，肉排2-3日，大塊肉2-4日；冷凍：內臟可儲存1-2個月，絞肉1至2個月，肉排爲6-9個月，大塊肉6-12個月。
2. 豬肉類：冷藏：絞肉1-2天；大塊肉2-4天。冷凍：絞肉1個月；肉排爲2-3個月，大塊肉3-6個月。
3. 雞鴨禽類：雞鴨肉在冷藏室可儲存2-3天，在冷凍室可存放1天；雞鴨之內臟冷藏可儲存1-2天，冷凍可存放3個月。

二、魚類

㈠魚類在儲存前要先除去鱗、鰓及內臟，沖洗乾淨，瀝乾水份，以清潔塑膠袋或密閉容器裝好，以低溫冷藏或冷凍，但不宜存放太久。

三、蛋類

㈠蛋擦拭外殼污物，鈍端朝上冷藏可放4-5週。
㈡帶殼的新鮮雞蛋不能冷凍，會使蛋黃產生結塊現象，若需冷凍應將蛋白、蛋黃分開，並加入少許鹽或糖，將之攪勻，再予冷凍。
㈢乾燥的蛋粉放於密閉容器內置於陰涼處存放一年，同時應避免濕氣及其他食物味道。蛋粉加水恢復成蛋液後應盡速用完。

四、奶類

㈠牛奶極易吸附其他食物的味道，因此奶類應存放於密閉的容器中。
㈡奶粉以乾淨的匙子取用，用後要緊密蓋好。
㈢鮮奶只適合冷藏，不宜冷凍。冷藏保存期限較短，應核對使用期限，並在一週內用完。

五、穀類、澱粉類

㈠放在密閉、乾燥容器內，置於陰涼處。
㈡勿存放太久或潮濕之處，以免蟲害及發霉。

㈢根莖類或塊莖類與水果蔬菜一樣，整理清潔後以紙袋或多孔塑膠袋包裝，置於陰涼處。

六、蔬果類

㈠有些蔬果如洋蔥、大蒜、蘿蔔、紅蘿蔔、馬鈴薯、香蕉，適合儲存於陰涼乾燥的地方，如馬鈴薯放於10℃以下易凍傷，18℃以上易發芽，所以應存放在10-15℃間。故這些蔬菜不宜放入冰箱中冷藏。

㈡瓜果類中皮厚的南瓜，冬瓜可放置在室溫下；皮薄的黃瓜、番茄等易腐敗應放入冷藏庫中。

㈢冷凍蔬菜按包裝上的說明使用，不用時存放於冷凍庫，已解凍過者不應再冷凍。

七、油脂類

㈠應放置在陰涼乾燥的地方，勿使陽光直接照射，亦不可放置在火爐旁。

㈡不宜用銅、鐵製成的容器來盛裝油脂，應選用不透明的瓶子或密閉容器。

㈢炸過的油應過濾，並盡速用完，若已變黏稠則不可再使用；新舊油或不同油脂不應混合，會破壞脂肪酸碳鍵，造成酸敗。

㈣在油炸中含有麵粉、麵包屑，或其他食物的碎塊，如不將它們濾去則會促使油脂酸敗。

㈤油脂中含有乳化劑的烘焙用之乳化油被誤用為油炸用油。

㈥油鍋面積太大，油暴露於空氣中之表面積大，促進油脂氧化酸敗。因此要選用深鍋且鍋面稍小，炒菜用的淺圓底鍋，不適宜做油炸。

分析討論

1. 老化的現象加速進行時，胃口與食量減少，味覺與嗅覺衰退，肺功能、胰島素功能、腎功能衰退、視力減弱，老人的健康需要有專業的營養師諮詢與輔導。

2. 老人每日應有足夠水份的攝取，一天水攝取量約八杯，足夠的纖維素，多吃魚肉、瘦肉，為補充鈣質每天至少一杯牛奶或優酪乳，多吃五穀根莖類，服用綜合維生素補充身體之不足。
3. 餐時在三餐之外加二次點心，用簡單烹調，不要添加太多調味劑，用餐時注意氣氛，不能有輕忽或不尊重的口氣會影響老人用餐的情緒，家庭和樂與親友共餐才能使老人用餐愉快。
4. 隨著老化將會有身體病變，不同疾病所需的飲食依不同個案作改變，老人的飲食是依每個個案所不同的。

延伸思考

1. 多注意老人每日飲食是否改變；飲食的食量與食物的種類。
2. 每天吃的食物量應加以記錄。
3. 有沒有情緒不安影響飲食。
4. 如果經濟狀況不佳的老人，飲食的質與量會受到影響。
5. 獨居老人的飲食誰來關心呢？

第二章

老人飲食設計

第一節　老人的定義

世界各州人口平均壽命，北美洲平均年齡78歲、大洋洲75歲、歐洲74歲、拉丁美洲72歲、亞洲67歲、非洲平均壽命52歲、臺灣平均壽命76歲。

世界衛生組織將年齡在65歲以上的人口定義爲老人，當一個社會老人人口占7%以上爲高齡化社會。臺灣在1993年老人佔人口數7%，2012年老人人口占10.8%，臺灣已步入老化人口。在亞洲地區老年人口比率最高的爲日本，其次爲香港，臺灣占第三位。

農業時代由於務農人力需求高，生育率普偏高，現今社會資訊發達，人們知識提升，機器取代人力，生活品質提升，生育率降低，少子化，醫療網絡建全，老人人口逐年提高加速人口老化。

急遽老化的人口結構，加重對社會醫療、健康照顧、社會福利的負擔，在年輕時人體細胞死亡時會製造新的細胞來達到生理需求，當過多的細胞死亡，無法達到生理需求，人體功能就會衰退稱爲老化，老化是人在一生中必經的過程，隨著年齡會增加，在生理、心理的功能逐漸退化，社會的參與減少，因此如何營造健康的生活對老人是很重要的，成功的老化是指老人對生活適應良好，身心保持最佳狀態，享受退休後安逸的生活。

內政部在2004年訂定老人福利法，有二十項老人福利項目，其中含對獨居老人提供餐點服務。

第二節　老人身心變化

一、生理變化

㈠體重與身體組成改變

老人肌肉質量約減少15%，肌肉協調性下降，增加跌倒的風險。

㈡腦與神經系統

隨著老化腦細胞減少，神經傳導與反射動作變遲緩，大腦血流速度慢。老人體內不能缺乏葉酸、維生素B_6、維生素B_{12}，若缺乏則造成半胱胺酸 (Homoukteine) 會無法代謝，累積在血管壁，造成血管壁變後，導致心血管疾病，加重阿茲海默症。

㈢嗅覺退化

男性在55歲，女性在60歲開始嗅覺退化，對食物採購、製備、烹調的感覺退化，愉快感下降。

㈣味覺退化

由於味蕾神經細胞減少，對食物之靈敏性降低，尤以長期抽菸、口腔衛生習慣不好者或服藥也會導致味覺靈敏度降低。

㈤唾液分泌減少

老化使得唾液分泌黏稠，降低對營養素的吸收。

㈥牙齒脫落

牙齒脫落，導致無法對食物細嚼慢嚥，咀嚼困難使老人對食物的選擇改變，偏愛軟質地的食物。

㈦心血管系統

心血管的強度因肌肉強度降低而減少，心臟輸出的血流量減少。

㈧腎臟系統

腎臟功能隨年齡增加，細胞數減少，過濾廢棄物的比率降低，應避免攝取太高的蛋白質。

㈨胃腸功能

老化導致胃黏膜受損，胃酸分泌下降，內因子減少，使得維生素B_{12}無法吸收，導致惡性貧血。

二、心理因素

㈠心理健康：心理健康則食物攝取量足夠，若寂寞、憂鬱、孤單、煩躁會造成食慾不佳，導致營養不良。

㈡幼兒期飲食習性：幼兒期的飲食經驗，影響一個人對食物的選擇。

第三節　個人因素

一、個人

㈠年齡：老年人的飲食習慣隨著年齡增長，會增加魚、蔬菜、水果的攝取，減少肉、蛋、富脂肪食物的攝取，以養生、保健、抵抗疾病爲重要選擇食物之要素。

㈡性別：男女老人在食物選擇有不同，女性較重視健康，較能接受新食物，希望營養均衡；男性攝取較多的熱量、蛋白質、鐵質。

㈢教育程度：高教育程度對退休後的改變較難適應，低教育程度較積極與正向。

㈣婚姻狀態：失婚或喪偶者會有負面或消極的感受。

㈤健康狀況：健康狀況良好者積極而正向。

二、社會環境

㈠居住地區：不同居這地區物產不同，老年人對食物選擇也會不同，在鄉下、低收入、偏遠地區醫療不發達，很容易造成營養不良。

㈡經濟狀況：當年老，自己一人孤獨時，若經濟狀況不佳對食物的選擇少，很容易引起營養不良。

㈢同伴：老年人如果有同伴相處，參加聚餐，較不易攝取不足。

㈣社交參與：老人應多參與社交，人際關係的建立也是重要的一環。

㈤參與學習：參與學習者更能保持身心健康，適應生活。

第四節　老人生理

生理老化是指人體器官和生理的衰老，生命的老化過程隨著歲月加速進行，老人的生理狀態居於身體型態和生理機能退化隨著年齡增加，有很大的變化，生理變化依生理機能缺損各爲下列幾大項。

一、感覺功能

分爲視力、聽力、味覺等。

㈠視力

視網膜退化導致視力不佳、視力下降常有遠視、老花眼、白內障、青光眼等問題，可吃類胡蘿蔔等含量豐富的食物，如深綠色蔬菜，如菠菜、芥菜、甘藍可降低視網膜退化。

㈡聽力

聽力下降有耳鳴、重聽等問題，因耳朵功能退化老人常有謝絕社交活動的現象。

㈢味覺

由於味蕾細胞減少，味覺敏感度下降常有重口味的傾向，對食物的品嘗，聞味道辨別的功能下降，老人對甜味、鹹味靈敏度下降，因此降低對食物的興趣，而使攝取量改變。

由於高齡老化使味蕾細胞減少，能感受味覺的是味蕾中的味覺素，是一種蛋白質的複合物，需與鋅結合，才能使味覺神經感受到味覺衝動，引起食慾，老人因食慾降低，體內容易缺鋅，影響味覺的正常功能。

老年期應補充鋅含量豐富的食物，如牡蠣、鮮蝦、蝦米、香菇、花生、芝麻、松子、核桃、栗子爲刺激味蕾，提高味覺，老人在刷牙時應用軟毛牙刷輕刷舌頭表面，以刺激味蕾表面。

二、代謝內分泌系統

㈠代謝系統：由於老人身體活動量減少基礎代謝率下降，更由於身體脂肪組織比例增加，肌肉張力減少，老人熱量需求較年輕時低。

㈡內分泌：內分泌改變，由於更年期以後婦女內分泌改變，動情激素減少，影響鈣質被身體的吸收，需補充鈣質含量豐富的食物。

三、消化泌尿系統

㈠消化系統

胃壁細胞數減少，消化液分泌減少，對鐵質、鈣質、維生素B_{12}及葉酸吸收功能下降，唾液腺因老化萎縮，造成唾液分泌量減少，造成口腔黏膜變乾燥，使得吞嚥困難，由於唾液量減少，澱粉酶減少，對澱粉類食物消化降低。由於消化亦降低造成消化不良，常有飽脹感，導致食慾降低。由於小腸血液降低，造成腸道蠕動慢，影響鐵、鈣、維生素D的吸收，大腸肌肉萎縮蠕動慢，延長糞便停留，而有便秘現象。

㈡泌尿系統

腎臟過濾功能下降，膀胱儲尿量下降，男性常有攝護腺肥大或攝護腺癌的現象。

㈢肝臟、膽囊、胰臟功能衰退

人老化時肝臟功能會退化，如果因退休或喪偶，孤獨生活因心情不佳有酗酒習慣者，易受酒精影響而導致肝硬化。

膽囊因老化而功能退化，若有膽結石造成膽汁滯留不流入小腸而流入肝臟，阻礙脂肪的代謝，必要時切除膽囊改用低脂飲食。

胰臟自我功能退化，造成胰島素分泌不足及鉻攝取不足，應運動，補充藥物來改善血糖。

四、骨骼肌肉系統

㈠骨骼系統

關節周邊組織鈣化，彈性降低，女性在停經後骨骼流失，骨骼疏鬆現象，應攝取足夠鈣質的食物，並常接受日曬。

㈡牙齒

老化導致牙齒問題如缺牙、牙周病、齒槽萎縮、假牙裝鑲不良影響老年人的咀嚼與食慾。

㈢肌肉系統

肌肉老化導致肌肉細胞減少，肌力和能量需求降低，肌肉萎縮，肌肉力量下降，需以運動來增強肌肉能量。

㈣體脂肪增加

身體能量消耗減少，飲食食量沒減少，多餘的能量轉換成體脂肪造成肥胖，因肥胖引起身體代謝問題，如血壓和血糖升高。

五、呼吸循環系統

㈠呼吸系統：呼吸率降低，心肺耐力變差。

㈡循環系統：血管壁彈性下降，甚而阻塞，心臟血液輸出量下降。

六、神經系統

神經傳導速度下降，神經傳導物質濃度降低，由以上生理的改變造成老人對聞味道、吃食物、辨別食物的功能下降，感官敏銳度下降，自我保護能力下降。新陳代謝減慢，體內消化液分泌減少，食物攝取量減少，熱量需求減少。

臺灣50-60%的老人罹患慢性疾病，如糖尿病、心臟病、高血壓、血管硬化、攝護腺肥大、關節退化等，可藉由減重，攝取適當的營養素來改善其健康狀態。隨著老化，自體免疫系統亦衰退，因此老人易受到感染。

七、藥物影響營養素的吸收

老人常因身體疾病吃藥，藥物會影響營養素吸收，如預防心臟病服用阿斯匹靈，會影響鐵的吸收，而導致貧血，爲防止便秘吃了瀉劑，會阻礙鈣與鉀的吸收；治療痛風吃了秋水仙素，會影響B_{12}、類胡蘿蔔素及鎂的吸收；爲了抗憂鬱服用抗憂鬱劑會刺激胃口使體重增加。

第五節　老人心理

Erikson (1959) 以佛洛依德心理分析發展理論爲基礎，認爲55歲以上的人，心理有更高成熟期，此階段的人常會評估一生是否過得有意義，重視健康；Buhler (1968) 認爲65歲以上的人，經歷成長退化、生理衰退，體會到身體體力衰退，自制力維持安定的生活；Havighurst (1976) 認爲50-60歲的人，面臨配偶死亡，退休與收入減少，會逐漸調適老化的身體和健康，一般老人會有下列二因素引起心理變化。

1. 生理引起心理改變

   女性在更年期之後內分泌引起腦下垂體激素增加，引起女性頭痛、疲倦、全身發熱、潮紅、心慌，有些女性還會有肌肉關節痠痛、皮膚麻木的現象女性常會有煩躁、嘮叨、疑心病的現象。

2. 角色失去規範

   身體衰老，在社會地位的角色及轉型會對老人的心理狀態和情緒帶來大的影響，由能主導決策的角色轉換成平民角色，會產生很多消極的感受，產生孤獨、空虛及焦慮。

一、適應良好者

老人的人格特質如下：分爲成熟型、搖椅型及防護型。

成熟型對人生採取穩健的步伐，平衡步入老年，接受已老化的事實；搖椅型是滿足現狀、及時享樂；防護型對老化已有防衛，保持積極的活動和工作。

二、適應不良者

分爲憤怒型與自怨自艾型，其中憤怒型者對自己感到失望，對別人敵視；自怨自艾型將感到失望、沮喪，產生自我憎恨。

Maslow將人類的需求分爲生理需求、安全需求、相愛需求、受人尊重需求及自我實現的需求，老人的心理需求常需家人或同儕關心與尊重，老年人常會因退休後失去自我價値或喪偶，造成情緒低落，產生食慾降低或暴飲暴食

寂寞或自認不受家人尊重而降低食慾，造成營養攝取不足，老年人心理的老化，如記憶力、注意力不集中、思考遲緩，有的人隨著年齡增加，知識、技術不斷累積能力提升，有的人感到疏離、孤獨而有心理失調現象，老年期自我統整，心理因素因個人調適而有差異。

健康老人有下列心理指標

(一)被尊重感：健康老人希望自己是被尊重的，飲食生活時要招呼老人，以免老人覺得被冷落或遭到嫌棄。

(二)歸屬感：老人希望被某些人或團體所認同，退休後能找到認同的團體或在家中被家人接納是很重要的。

(三)激勵感：家庭成員應給老人愛與鼓勵，讓他恢復信心。

(四)快樂感：家庭和睦、子女孝順，老人在家受到尊敬享受天倫之樂就會有快樂感受。

第六節　老人飲食研究中，不同學者在自變項與依變項之擬定

本研究將不同學者在老人飲食研究中所擬訂的自變項與依變項整理於表2-1：

表2-1　老人飲食研究不同學者自變項與依變項之擬定

學者	年代	研究事項
Garry etal	1982	1.自變項：身高、體重、婚姻狀況、收入、教育程度及運動量。 2.依變項：三天飲食記錄（食物名稱、烹調方法、在家用餐情形、營養補物之攝取。
O'Hanlon etal	1983	1.自變項：性別、教育程度、婚姻狀況、工作經驗、退休前的職業、居住情形。 2.依變項：老年人的營養攝取。
吳明達	1984	1.自變項：人口結構、家庭制度、社會組織、經濟型態、價值觀念。 2.中間變項：健康問題、醫療問題、經濟問題、精神情緒問題、社會適應問題。 3.依變項：影響老化調適因素、老化調適理論。
Chau etal	1990	1.自變項：年齡、教育程度、國籍、運動量。 2.依變項：飲食習慣（冷、熱食物）、餐食型態。
Chau, P, etal	1990	1.自變項：年齡、區域、性別、教育程度、居住時間長短、每日運動量。 2.依變項：飲食習慣包括（三餐攝取情形），健康信念（中國傳統陰陽冷熱之說），飲食行為。
Payette etal	1991	1.自變項：個人基本資料、生化及血液分析。 2.依變項：飲食攝食情形（食物、菜物、菸、酒、維他命的使用情形。
Dirren, H	1994	1.人體測量：體重、身高、二頭肌、三頭肌、手臂圍、腰圍、臀圍。 2.血液樣本：血紅素、血球容積計、血液蛋白質、膽固醇、胡蘿蔔素、高密度脂蛋白、膽固醇、維生素A、D、E、B_6、B_{12}。 3.飲食習慣：購買、準備、餐食型態、特別飲食、補品、飲食攝取。 4.健康：自我認知的健康、慢性病、藥物使用。 5.活動：身體活動、日常生活活動。 6.生活方式：社經地位、教育。

第七節　老人飲食評估方法

Joering (1971) 認爲飲食評估在營養學中有重要的地位，可籍由不同的膳食調查來作爲飲食評估的工具，不同的飲食評估方法會有不同的結果。Block (1982) 指出許多研究企圖建立高信度及高效度的飲食評估方法，在Brown (1990) 之研究指出從事老人飲食評估時缺乏有效度及信度的飲食評估方法。Hankin etal (1990) 指出由於老人記憶力不佳爲了減輕老人的負擔，應簡化評估方法，老人飲食評估時應用食物模型、圖片作輔助工具。

在美國老人營養狀況的研究大部分採用飲食調查來評估老人所攝取的營養素Lowenstein (1982)；Garwetal (1982)；Mcgandyetal (1986)；Howath (1989)；研究採用生化反應指標和血液分析指標，Payette (1991) 指出測二者之相關性是薄弱的，因爲飲食測量有誤差，有時身體健康狀況受到藥物的影響，生化反應結果，使得血清濃度指標的精確性受到影響。

膳食調查是研究人們食物攝取狀況所使用的方法Block (1982)，蔡秀玲 (1987)，在個人膳食調查常使用的方法有食物稱重記錄法 (Weighed Food Record)、估計食物攝取記錄 (Estimated Food Record)、24小時回憶法 (24-hour Recall)、飲食歷史 (Diet History)、食物攝取頻率 (Food Frequency)，Gibsou指出較新的方法有電話訪問法，錄影法。

在家族性膳食調查常使用的方法有食物計算法 (Food Account)、食物回憶法 (Food List Recall)、食物記憶法 (Food Record)，本研究使用個人膳食調查法，現將個人膳食調查法優缺點討論於下：

一、食物稱重記錄法

任何食物在吃之前需稱重，吃剩的食物再稱重一次，可確知吃入食物的量，此方法大約做4至10天。

其優點爲此方法爲測量每人攝取營養素最精準的方法，由此方法所收集的資料和生化檢驗結果有顯著正相關Gouws etal (1989)；Payette (1991)。

其缺點則是受試者可能因食物需稱重太過於麻煩，而有少吃食物的趨勢，不能代表平日眞正食物消費情形（蔡秀玲，1987）。

在老人飲食研究中Gouws (1989) 使用連續5天食物秤重法來評估醫院中長期住院老人營養的攝取量，發現醫院中老人營養素的攝取量未達67%的國人飲食建議之比例十分高。

二、飲食記錄法

Basiotis etal (1987) 指出飲食記錄法是以短期飲食記錄表 (Short term dietary record) 的方式來估評受試者的飲食狀況，受試者可於進食後將的內容記錄下來，通常記錄1-14天（蔡秀玲，1987）。

整個評估過程會造成受試者很大的負擔，受試者的合作程度會隨著記錄天數增加而減少，在Gersorits (1978) 之研究顯示飲食記錄表的效度第1-2天爲0.9，第3-4天爲0.6，第5-7天爲0.3。

Willeutt (1990) 研究指出飲食記錄法每天記錄有差異性，需有受過教育的人來塡答較佳，需具有合作性高及參與性高的人來作記錄，同時飲食記錄的花費大，人力需求亦大。

Garw (1982) 使用連續三天（不包括週日）之飲食記錄，認爲可減少24小時回憶法之錯誤，由於沒有包括週末的食物攝取，因此可能低估了食物的攝取量，建議未來之研究應包括老人週末的食物攝取記錄。Payette (1991) 使用七天飲食記錄認爲七天之飲食記錄可改善24小時回憶及三天飲食記錄的情況，可增加老人飲食狀況之精確性。Gouws (1989) 用連續五天的食物記錄認爲可精準地計算長期住院老人攝食情形。Yurkiw etal (1983)，Koehler (1994) 用連續三天的飲食記錄可看出老人飲食攝取量、油脂及乳製品消費之改變。

不同作者對將飲食記錄法的主要研究整理於表2-2：

表2-2 使用飲食記錄法在老人飲食評估之優缺點及限制

作者	研究年代	研究方法	使用該方法之優缺點及限制
Gersovitz etal	1978	飲食記錄法	認為飲食記錄法第1-2天之效度為0.9，第3-4天為0.6，第5-7天只剩0.3。
Carry etal	1982	連續三天（不含週末）之飲食記錄	使用三天飲食記錄法可減少錯誤，較24小時回憶法，由於沒有包括週末的食物攝取，因此可能低估了食物攝取量。建議未來研究應包括週末食物攝取記錄。
Yurkiw etal	1983	三天之食物記錄	作為熱量及攝取營養素之分析。
Gouws etal	1989	連續五大食物記錄	可精確地計算長期住院老年病患食物攝取情形。
Basiotis etal	1987	飲食記錄法	以短期飲食記錄表的方式來評估受試者的飲食狀況，受試者可於進食後將食物的內容記錄下來，減少老人因記憶力不佳而影響飲食評估結果。 記錄表的內容包括了記錄3-7天的飲食狀況。 整個評估結果會造成受試者的負擔，受試者的合作程度隨記錄天數增加而減少。
Willett	1990	飲食記錄法	飲食記錄法每天記錄有差異性，能完成表格填答的人需受過教育，合作性及參與性高，人力需求大。
Payette, H etal	1991	七天飲食記錄	以七天之飲食記錄可改善24小時及三天飲食記錄之情形，可增加飲食狀況之精確性。 以82名健康老人作7天飲食記錄，

作者	研究年代	研究方法	使用該方法之優缺點及限制
			發現老人大部分營養素的攝取和血液中營養素的量相關。
KRALL, E. A; Dwyer, J. T	1987	三天飲食記錄和食物頻率法	研究對象可記憶36種食物，卻無法提供正確的食用次數。越常吃的食物越容易被記得食用，因此影響食物記憶正確性的因素有吃的頻率、或對之食物。

三、24小時回憶法

24小時回憶法是受試者回憶24小時內所吃的食物Campbell (1967)，Kelsey (1989) 指出此方法的優點是受試者很快回憶在受訪者前所吃的食物，可在半小時完成問卷。

在老人的飲食研究中，24小時回憶法是最常被使用的方法，它可單獨使用亦可和其他的評估方法一起使Bowamn etal (1982) 及Payeue eta1 (1991) 指出美國全國營養調查、全國食物消耗調查、十州膳食調查、北美各州的膳食調查均採用此方法來評估國人之飲食狀況，大部分老人的飲食調查亦採用24小時回憶法Hunt etal (1983) 。

然而有許多研究顯示出24小時回憶法有下列之缺點：

(一)在CamPbell (1967)、Dwyer (1987)、Hankin (1989)、Brown (1990) 蔡秀玲（民76）研究指出24小時回憶法受老人記憶力減退的影響，所得結果和老人實際飲食結果有很大出入，24小時回憶法不能代表長期的飲食情形。

(二)Gersovit etal (1978) 指出24小時回憶法容易造成受試者多吃了食物而少估計的現象，稱爲平坡現象 (Flate-Slope snydrom)。Willett (1990) 指出老人每日回憶所吃的食物與實際吃的食物有很大的差距。

(三)Ryan (1989) 認爲24小時回憶法較適合團體性之研究不適合個人性之研究。

㈣Brown (1990) 研究中以錄影和拍攝老人眞實飲食情形，再與老人24小時回憶時所吃東西比較結果發現老人不大記得每餐所吃的食物，即老人回憶所吃東西與眞實所吃東西的相關性少。

然而過去的許多研究者採用了24小時回憶法，他們認爲此方法有下面之優點：

㈠Joering (1971) 利用24小時回憶法，讓老人回想進食的食物，可了解老人營養攝取。

㈡Madden (1976) ，Huntetal (1983) 在老人飲食調查及營養素攝取之研究採用了24小時回憶法及3天、7天的飲食記錄，發現24小時回憶法及3天、7天所得每日平均熱量十分接近。

㈢Fanell (1986) 比較2667位老人用24小時回憶法及1天的飲食記錄，所得飲食狀況十分接近。

㈣Ryan (1986) 利用24小時評估法評估268位老人的飲食，結果顯示，有89%的老人營養素攝取不當。

㈤Dubois (1990) 以電話訪問老人回憶24小時所吃的食物，結果發現與實際飲食相關性很高。

㈥Dirren (1994) 指出使用24小時回憶法可知老人飲食中營養素的攝取情形。

在CamPbell (1967) 之研究顯示女性回憶飲食所需時間較男性長，記憶力和教育程度之關係不大，和年齡之關係較密切。

由於24小時回憶法在老人的飲食研究中有其優缺點，因此有些學者如Hunt etal (1983) 使用24小時回憶法與3天、7天飲食記錄；Fanell (1986) 使用24小時回憶法與1天之飲食記錄；Brown (1990) 使用24小時回憶及錄影拍攝，Payette (1991) 使用24小時回憶法及7天之飲食記錄以作爲研究之比較，蔡秀玲 (1987) 指出24小時回憶法常需配合其他方法如食物頻率法或食物歷史法使用，才可彌補此方法之缺點。

將不同作者對24小時回憶法的主要研究整理於表2-3

表2-3　使用24小時回憶法在老人飲食評估研究之優缺點及限制

作者	研究年代	研究方法	使用該方法之優缺點及限制
CamPbell, Dodds	1967	24小時回憶法	使用24小時回憶法十分容易實施，而且有經驗的訪視員只需12-40分鐘便可完成。 24小時回憶法的正確性受記憶力影響很大，CamPbell採用24小時回憶法發現老年人對於進食情形遺忘程度較年輕人嚴重。 女性回憶飲食所需的時間較男性長，記憶力和教育程度之關係不大，和年齡之關係較密切。
Joering	1971	24小時回憶法	利用24小時回憶法，讓老人回想所進食的東西，可用來評估老人中心的伙食是否能提供老人足夠的營養素。
Madden, etal	1976	24小時回憶法	以t法檢定比較老人以24小時回憶法的飲食評估結果和訪談員在聚餐處所觀察老人之實際飲食狀況，除熱量有顯著差異外，其餘7種營養素如蛋白質、鈣、鐵沒有差異。
Gersovitz, etal	1978	24小時回憶及7天之飲食記錄	比較老人採用24小時回憶法和7天之飲食記錄，探討其相關性，發現回憶法有估計過高的情形，記錄法則估計過低。
Bowman, etal Payette, etal Payette, etal	1982 1991 1995	24小時回憶法	24小時回憶法是最常被使用的方法，它可單獨使用亦可和其他的評估方法一起使用。 美國全國營養調查，全國食物消耗調查及十州的膳食調查、北美各州的膳食調查都採用此方法來評估飲食狀況。 可由熱量及營養素之攝取來探求與疾病之關係。

作者	研究年代	研究方法	使用該方法之優缺點及限制
Hunt, etal	1983	24小時回憶或 3天、7天之 飲食記錄	老人飲食調查或營養素的攝取大多採用24小時回憶法或3天、7天的飲食記錄，發現24小時回憶與3天、7天的飲食記錄平均每日熱量攝取非常接近。
Fanell	1986	24小時回憶法及 1天之飲食記錄	比較2667位老人用24小時回憶法及1天的飲食記錄，所得的飲食狀況之間的相關性，發現飲食記錄法所獲得的營養素平均值高於回憶法，再用t法檢定，顯示老人用24小時回憶法與1天飲食記錄法所得飲食狀況十分接近。
Ryan	1989	24小時回憶法	認為24小時回憶較適合團體性之研究，不適合個人的研究。
Campbell, Dwyer, Hankin, Brown, Willett Brown, etal	1967 1987 1989 1990 1990 1990	24小時回憶法 24小時回憶法及 錄影拍攝	24小時回憶法受老人記憶力減退的影響和老人實際飲食結果有很大出入。 24小時回憶法不能代表長期的飲食評估。 老人每日回憶所吃的食物與實際吃的食物有很大差距。 以錄影機拍攝老人真實飲食情形，再與24小時回憶老人所吃的東西，結果發現老人回憶時所吃的東西與真實所吃的東西相關少，即老人不記得每餐所吃的食物。
Dubois, etal	1990	24小時回憶法	以電話訪問老人回憶24小時所吃的食物，結果發現與實際飲食所得之相關性很高。

作者	研究年代	研究方法	使用該方法之優缺點及限制
Panline Chan Hen-Shin Lee Rose Tseng Norma, Jean & Downes	1990	24小時回億法及食物頻率法	使用24小時回憶法可知中國老年婦女的營養狀況，配合食物食用頻率可了解攝食狀況。
Payette	1991	七天飲食記錄	Payette認為24小時回憶法或三天飲食記錄之優點可提供老人飲食攝取的平均數，但不能作為個體營養素攝取量之可靠估計，使用七天飲食記錄可改善。 24小時及三天飲食記錄的情形，可增加飲食狀況之精確性。
Ahiuwalia, N. Lammikeete. C. J	1991	24小時回憶法	使用24小時回憶法的優點在於方法簡便，對於大樣本對象可提供較正確的樣本群體每日飲食攝取情形。 其缺點在於使用一次24小時的飲食記錄無法提供個人平時較可靠的飲食估計價也無法提供研究對象平時飲食習性可靠的敘述。 研究中對64歲以上老人使用三天24小時飲食記錄。
Dirren	1994	24小時回憶法	可知老人飲食營養素的攝取。

四、飲食歷史

飲食歷史法是收集一個人2至3個月的飲食習慣及飲食攝取情形之實例，包括健康情形的飲食、日常食物攝取及各種食物的消費頻率（蔡秀玲，民76），其優點是可了解個人飲食的質（蔡秀玲，民76），缺點則不能了解個人飲食的量，對食物之攝取有高估的現象（蔡秀玲，民76）

Schlenker (1984) 認為從事營養研究時，若要反應長期的飲食狀況時應用飲食歷史法，但此方法需仰賴受過訓練且有經驗的訪視員。

在Schater (1978) 以史研究來評估單身及有偶之老人女性飲食情形，發現此二者之間的飲食有所不同。

Mahalko etal (1985) 以飲食歷史和7天飲食記錄法來評估老人飲食，發現所得營養素與血中的營養素的值相關性少。

O'Hanlon etal (1983) 研究指出由飲食歷史法可了解社會經濟因素與食物攝取的關係，可了解營養不良群體的特性。

蔡秀玲等（民76）認為飲食歷史內容應包括餐食種類、外食次數、型態、不吃餐食的原因、平常餐食型態與種類、點心型態、營養補充劑的種類、食物的喜好程度。

不同學者對飲食歷史的主要研究整理於表2-4：

表2-4　使用飲食歷史法在老人飲食評估之優缺點及限制

作者	研究年代	研究方法	使用該方法之優缺點及限制
Schater, R. B	1978	飲食歷史	以飲食歷史評估單身及有偶之女性老人飲食情形，發現兩者之飲食有不同。
O'Hanlon, H. eta1	1983	飲食歷史及食物頻率	由飲食歷史可了解社會經濟因素與食物攝取的關係。
Schlenker, E. D	1984	飲食歷史	從事營養研究時，若要反應長期的飲食狀況時應用飲食歷史評估法，利用此方法需賴於受過訓練且有經驗的受訪者。
蔡玫琍等	民81	飲食歷史及24小時回憶	由飲食歷史可了解日常食物的攝取食型態。 由24小時回憶可算出老人的營養攝取情形。

蔡玫琍等（民81）在台北市大安區及長春學苑以老人飲食歷史作研究，結果如下：

1.買菜方面：老人自己上街買菜比例最高占47.1%，其次由配偶與媳婦代勞占29.4%，偶爾自己買菜占23.5%。

2.買菜考慮因素：以營養認爲最重要占35.7%，其次爲口味占30%，價格及子女喜好各占10%，衛生占8.6%，製作方便占5.7%。

3.購物地點：研究中顯示老人到傳統市場購物最多占80.5%。

4.開伙情形：自己作飯與不作飯最多各占45.1%及40.2%。

5.用餐情形：在家與配偶與子女一起用餐者占86.3%。

6.在外進食的頻率：以每月2-3次在外用餐比率最高占29.4%。

7.吃素情形：有13.7%老人吃素。

8.胃口好壞：胃口好者占79.3%。

9.健康情形：認爲很好者占26.5%，健康好者占44.1%，尚可占24.5%。

(五)食物攝取頻率

將食物歸類，計算一個人在一天、一星期、一個月中對食物所攝取的次數，此方法之優點爲使用簡單，提供了受試者食物攝取質的資料。缺點爲使用此方法並不能得出對食物量次精準資料（蔡秀玲，民76）。Kohrs etal (1978) 指出食物頻率問卷常用來探討營養素攝取的方法，所得的資料容易發生估計過高的現象，由於食物頻率法將食物量化，尤以食物以份量來分類，一般人對於食物份量的觀念不明確，會影響問卷的結果。

Stafleu etal (1994) 指出由飲食頻率問卷可作爲飲食習慣相性之研究，黃雅文等（民80）指出由食物頻率可計算出有益於健康及不利於健康的飲食行爲。

Kohrs etal (1978) 以食物頻率問卷來評估老人的飲食狀態結果顯示有一半女性及五分之一的男性，其飲食中有一種或多種營養素低於國人飲食建議量的67%。

Horwath及Worsley (1991) 之研究採用了食物頻率問卷來評估2195位老人的飲食，結果發現老年人大部分的營養素都在國人飲食建議量以上。

食物頻率法的標準Chan etal (1990) 將每種食物一星期吃的次數大於等於3次表示常吃，一星期吃1-2次表示偶爾吃，一個月吃2-3次表示很少吃，一個月吃不到一次表非常少吃。

不同學者對食物頻率法的主要研究整理於表2-5：

表2-5　使用食物頻率法在老人飲食評估之優缺點及限制

作者	研究年代	研究方法	使用該方法之優缺點及限制
Kohrs, M. B etal	1978	食物頻率	食物頻率問卷常用來探討營養素的攝取情形，由於評估時間較長，容易發生估計過高的現象。
O'Hanlon, H. etal	1983	食物頻率及飲食歷史	使用食物頻率可了解社會經濟因素與食物攝取的關係，並可了解營養不良群體的特性。
Cummings, S. R etal	1987	食物頻率	使用食物頻率法所得資料的量化，大以食物份量的決定會影響問卷的結果，當受試者對食物份量觀念不足時，會有偏差。
Horwath, C. C etal	1991	食物頻率	使用食物頻率問卷來評估2195位老人的飲食，結果發現老年人大部分的食物攝取營養素都在國人飲食建議量以上。
Stafleu, A. etal	1994	食物頻率	可作為老人飲食習慣相關性之研究。

六、錄影記錄法

Brown etal (1990) 利用攝影機的錄影方法來估算飲食攝取的有效性，並將錄影法及24小時回憶法來作爲評估37位年齡平均爲81.8 ± 4.1歲的天主教年長修女，研究者認爲使用錄影方式的優點爲此方法爲一種快速的方法，不會對被觀察者造成不方便，對於年長記憶不佳的老人可得出較正確的結果。

此方法與24小時回憶法比較發現用此二種方法所得營養素平均值有顯

著差異，尤其在熱量、蛋白質、脂肪、膽固醇、鐵所得的結果有不同，膽固醇之量以24小時回憶法所得的平均攝取量低於攝影法所得的43%。

差異原因在於食物種類和食物數量的記錄有錯誤，用這二種方法所得營養攝取量的相關係數非常高，其相關係數r = 0.92。

由於老人飲食研究中24小時飲食回憶法爲大多數學者所使用的方法，因此本研究將採用24小時回憶法來記錄老人一天之膳食攝食情形。

在Garry (1982)，Kothler (1994) 之研究認爲應選擇假日作一天之營養攝取，因假日食物攝取量較高，若沒記錄假日之飲食攝取則會低估了營養的攝取。

第八節　影響老人營養攝取的因素

行政院衛生署在第四次國民營養健康狀況變遷調查指出國人中年人人口男性蛋白質攝取不足占0.2-0.4%，男性維生素A不足占0.81%、維生素E不足占18.5%、維生素B12不足占18.2%、礦物質男性鐵偏低占0.93%、鈉不足占4.7%，磷偏低占7.8%；女性維生素A不足占0.93%、維生素E不足占11.3%、維生素B_{12}不足占11.6%，礦物質女性鐵不足占9.8%，銅不足占1.1%，磷不足占1%。

因此國內老人以維生素A、E、B12、礦物質以鐵、銅象、磷仍有不足的現。

老人營養不足的現象受到居住情況、經濟問題、情緒問題、藥物、營養知識不足或不正確、疾病、健康信念、活動狀況、心智功能等因素影響。

老人的營養需求依下列來敘述：

一、熱量需求

老人的熱量來自於所攝取的食物中含有的蛋白質、脂肪、醣類，將所攝取蛋白質重量（公克）乘以4大卡，脂肪克數乘以9大卡，醣類乘以四大卡，熱量加總即爲老人一天所攝取的熱量，熱量它可以供給老人基礎代謝與活動之需，年長者器官內細胞數量減少造成基礎活動下降，同時由於老人活動量減少，因此每日所需的熱量亦降低，由行政院衛生署的建議，臺灣老人每日熱量需求男性1650大卡，女性1450大卡。

二、蛋白質

蛋白質是人體維持身體生長發育、調整生理機能和修補身體組織所需的營養素，每公克蛋白質可提供四大卡熱量，它應占老人每日熱量10-15%，老年人因骨骼肌肉質量減少，不足以供應體內蛋白質合成的重要，若熱量攝取不足，會由蛋白質分解來產生熱量給身體利用。

老人每日蛋白質攝取量男性58公克，女性50公克，衛生署建議老人每日至少一杯牛奶，肉、魚、豆、蛋類共3-4份，蛋一星期可食用2-3個，一星期吃1-2次豬血、鴨血補充蛋白質與鐵質，內臟則少吃。

三、脂肪

由於老年人消化機能退化，脂肪分解酶及膽汁分泌減少，不容易消化脂肪，油膩食物不易消化，因此脂肪攝取量宜在總熱量20-25%。

四、碳水化合物

將總熱量扣除蛋白質與脂肪供應的熱量除以四即爲碳水化合物的攝取量，它爲老年人主要熱量的來源。因碳水化合物易消化吸收因此所占的比例較高。

老年人每日五穀根莖2.5-4碗，可選用多種類一起烹調可增加維生素與礦物質的攝取。

五、維生素

行政院衛生署所訂老人所需維生素如表2-6至表2-9。

表2-6　51歲以上男性老人所需維生素

營養素	身高	體重	熱量(2)(3)	蛋白質(4)	維生素A(6)	維生素A(7)	維生素A(8)	維生素K
單位／	公分	公斤	大卡	公克	微克	微克	毫克	微克
年齡(1)	(cm)	(kg)	(kcal)	(g)	(μg RE)	(μg)	(mg α-TE)	(μg)
51-70歲	165 153	60 52		55 50	600 500	10	12	120 90
（低）			1700 1400					
（稍低）			1950 1600					
（適度）			2250 1800					
（高）			2500 2000					
71歲-	163 150	58 50		60 50	600 500	10	12	120 90
（低）			1650 1300					
（稍低）			1900 1500					
（適度）			2150 1700					

營養素	維生素C	維生素B_1	維生素B_2	菸鹼素(9)	維生素B_6	維生素B_{12}	葉酸	膽素
單位／	毫克	毫克	毫克	毫克	毫克	毫克	微克	毫克
年齡(1)	(mg)	(mg)	(mg)	(mg NE)	(mg)	(mg)	(μg)	(mg)
51-70歲	100	1.2 0.9	1.3 1.0	16 14	1.6 1.6	2.4	400	450 390
（低）								
（稍低）								
（適度）								
（高）								
71歲-	100	1.2 0.9	1.3 1.0	16 14	1.6 1.6	2.4	400	450 390
（低）								
（稍低）								
（適度）								

營養素	生物素	泛酸	鈣	磷	鎂	鐵(5)	鋅	碘	硒	氟
單位／	微克	毫克	毫克	毫克	毫克	毫克	毫克	微克	微克	毫克
年齡(1)	(μg)	(mg)	(mg)	(mg)	(mg)	(mg)	(mg)	(μg)	(μg)	(mg)
51-70歲 （低） （稍低） （適度） （高）	30.0	5.0	1000	800	360 310	10	15 12	140	55	3.0
71歲- （低） （稍低） （適度）	30.0	5.0	1000	800	350 300	10	15 12	140	55	3.0

營養素	維生素A	維生素D	維生素B	維生素C	維生素B_6	菸鹼素	葉酸	膽素	鈣	磷	鎂	鐵*	鋅	碘	硒	氟
單位	微克	微克	毫克	毫克	毫克	毫克	微克	毫克	毫克	毫克	毫克	毫克	毫克	微克	微克	毫克
年齡	(μg RE)	(μg)	(mg α-TE)	(mg)	(mg)	(mg NE)	(μg)	(mg)	(mg)	(mg)	(mg)	(mg)	(mg)	(μg)	(μg)	(mg)
51-70歲	3000		1000	2000	80	35	1000	3500		4000	700	40	35	1000	400	10
71歲-										3000						

註：1.年齡係以足歲計算。

2.1大卡 (Cal；kcal) =4.184仟焦耳 (kj)；油脂熱量以不超過總熱量的30%為宜。

3.「低、稍低、適度、高」表示生活活動強度之程度。

4.動物性蛋白在總蛋白質中的比例，1歲以下的嬰兒以佔2/3以上為宜。

5.日常國人膳食中之鐵質攝取量，不足以彌補婦女懷孕、分娩失血及泌乳時之損失，建議自懷孕第三期至分娩後兩個月內每日另以鐵鹽供給30毫克之鐵質。

6. R.E. (Retinol Equivalent) 即視網醇當量。

1μg R.E. = 1μg視網醇 (Retinol) = 6μg β-胡蘿蔔素 (β-Carotene)

7. 維生素D係以維生素D3 (Cholecalciferol) 為計量標準。

1μg = 40 I.U.維生素D3

8. α-T.E. (α-Tocopherol Equivalent) 即α-生育醇當量。

1mg α-T.E.=1mg α-Tocopherol

9. N.E. (Niacin Equivalent) 即菸鹼素當量。菸鹼素包括菸鹼酸及菸鹼醯胺，以菸鹼素當量表示之。

中文名稱	英文名稱	說　明
建議攝取量	Recommended Dietary Allowance (RDA)	建議攝取量值是可滿足97-98%的健康人群每天所需要的攝取量 RDA = EAR + 2SD
足夠攝取量	Adequate Intakes (AI)	當數據不足無法定出RDA值時，以實驗結果的數據衍算出來之營養素量
估計平均需要量	Estimated Average Requirement (EAR)	估計平均需要量值為滿足健康人群中半數的人所需要的攝取量
上限攝取量	Tolerable Upper Intake Levels (UL)	對於絕大多數人不會引發危害風險最高值 NOAEL or LOAEL/不確定因子
營養素攝取參考量	Dietary Reference Intakes (DRIs)	包含RDA、AI、EAR及UL
營養素參考基準值	Daily Value	為營養標示使用之計算基準，參考RDA值另外訂定

註：1. 上限攝取量說明：

(1)所謂「上限攝取量」是指營養素或食物成分的每日最大攝取量，此量即使長期攝取，對健康族群中絕大多數人都不致引發危害風險，對最敏感者的危害風險也極低；逾越此上限則不良效應的機率增大。此量通常已經超過建議量，雖然人體基於生物本性可以耐受大量營養素，但超越上限的做法絕非理想，也不宜推薦。

(2)營養強化與營養補充劑的使用日漸普遍，有鑒於營養素也是化學物，攝取總量過多時，對人體有不良的效應，因此除了建議攝取量之外，針對各項營養素均設法界定其「上限攝取量」(Tolerable Upper Intake Level, UL)。

2. 各項名詞說明及對照：營養素攝取參考量Dietary Reference Intakes (DRIs) 包含建議攝取量 (RDA)、足夠攝取量 (AI)、估計平均需要量 (EAR)及上限攝取量 (UL)。

表2-7　51歲以上女性老人所需維生素

年齡〔51歲-〕性別〔女〕懷孕〔無〕哺乳期〔無〕 生活活動強度〔低〕身高〔153〕cm　體重〔52〕kg					
*未標明AI（足夠攝取量Adequate Intakes）值者，即為RDA（建議量Recommended Dietary allowance）值					
營養素（單位）	熱量 大卡(kcal)	蛋白質 公克(g)	鈣 毫克(mg)	磷 毫克(mg)	鎂 毫克(mg)
參考攝取量	1500	RDA 47	AI 1000	AI 800	RDA 315
上限攝取量	---	---	2500	4000	700
營養素（單位）	碘 微克(μg)	鐵 毫克(mg)	氟 毫克(mg)	硒 微克(μg)	維生素A 微克(μg RE)
參考攝取量	140	RDA 10	AI 3	50	500
上限攝取量	1000	40	10	400	3000
營養素（單位）	維生素C 毫克(mg)	維生素D 微克(μg)	維生素E 毫克(mg a-TE)	維生素B_1 毫克(mg)	維生素B_2 毫克(mg)
參考攝取量	100	AI 10	AI 12	0.8	0.8
上限攝取量	2000	50	1000	---	---
營養素（單位）	維生素B_6 毫克(mg)	維生素B_{12} 微克(μg)	菸鹼素 毫克(mg a-TE)	葉酸 微克(μg)	泛酸 毫克(mg)
參考攝取量	1.6	RDA 2.4	10	RDA 400	AI 5
上限攝取量	80	---	35	1000	---
營養素（單位）	生物素 微克(μg)	膽素 毫克(mg)			
參考攝取量	AI 30	AI 360			
上限攝取量	---	3500			

註：1. 年齡係以足歲計算。

2. 1大卡 (Cal；kcal)＝4.184仟焦耳 (kj)；油脂熱量以不超過總熱量的30%為宜。

3. 「低、稍低、適度、高」表示生活活動強度之程度。

4. 動物性蛋白在總蛋白質中的比例，1歲以下的嬰兒以佔2/3以上為宜。

5. 日常國人膳食中之鐵質攝取量，不足以彌補婦女懷孕、分娩失血及泌乳時之損失，建議自懷孕第三期至分娩後兩個月內每日另以鐵鹽供給30毫克之鐵質。

6. R.E. (Retinol Equivalent) 即視網醇當量。

1μg R.E. = 1μg視網醇 (Retinol) = 6μg β-胡蘿蔔素 (β-Carotene)

7. 維生素D係以維生素D3 (Cholecalciferol) 為計量標準。
   1μg = 40 I.U.維生素D3
8. α-T.E. (α-Tocopherol Equivalent) 即α-生育醇當量。
   1mg α-T.E.=1mg α-Tocopherol
9. N.E.(Niacin Equivalent)即菸鹼素當量。菸鹼素包括菸鹼酸及菸鹼醯胺，以菸鹼素當量表示之。

表2-8　71歲以上男性老人所需維生素

年齡〔71歲-〕性別〔男〕懷孕〔無〕哺乳期〔無〕
生活活動強度〔低〕身高〔163〕cm　體重〔58〕kg

*未標明AI（足夠攝取量Adequate Intakes）值者，即為RDA（建議量Recommended Dietary allowance）值

營養素（單位）	熱量 大卡(kcal)	蛋白質 公克(g)	鈣 毫克(mg)	磷 毫克(mg)	鎂 毫克(mg)
參考攝取量	1650	RDA 58	AI 1000	AI 800	RDA 360
上限攝取量	---	---	2500	3000	700
營養素（單位）	碘 微克(μg)	鐵 毫克(mg)	氟 毫克(mg)	硒 微克(μg)	維生素A 微克(μg RE)
參考攝取量	140	RDA 10	AI 3	50	600
上限攝取量	1000	40	10	400	3000
營養素（單位）	維生素C 毫克(mg)	維生素D 微克(μg)	維生素E 毫克(mg a-TE)	維生素B_1 毫克(mg)	維生素B_2 毫克(mg)
參考攝取量	100	AI 10	AI 12	0.8	0.9
上限攝取量	2000	50	1000	---	---
營養素（單位）	維生素B_6 毫克(mg)	維生素B_{12} 微克(μg)	菸鹼素 毫克(mg NE)	葉酸 微克(μg)	泛酸 毫克(mg)
參考攝取量	1.6	RDA 2.4	11	RDA 400	AI 5
上限攝取量	80	---	35	1000	---
營養素（單位）	生物素 微克(μg)	膽素 毫克(mg)			
參考攝取量	AI 30	AI 450			
上限攝取量	---	3500			

註：1. 年齡係以足歲計算。
2. 1大卡 (Cal；kcal)＝4.184仟焦耳 (kj)；油脂熱量以不超過總熱量的30%為宜。
3. 「低、稍低、適度、高」表示生活活動強度之程度。
4. 動物性蛋白在總蛋白質中的比例，1歲以下的嬰兒以佔2/3以上為宜。

5. 日常國人膳食中之鐵質攝取量，不足以彌補婦女懷孕、分娩失血及泌乳時之損失，建議自懷孕第三期至分娩後兩個月內每日另以鐵鹽供給30毫克之鐵質。
6. R.E. (Retinol Equivalent) 即視網醇當量。
   1μg R.E. = 1μg視網醇 (Retinol) = 6μg β-胡蘿蔔素 (β-Carotene)
7. 維生素D係以維生素D3 (Cholecalciferol) 為計量標準。
   1μg = 40 I.U.維生素D3
8. α-T.E. (α-Tocopherol Equivalent) 即α-生育醇當量。
   1mg α-T.E.=1mg α-Tocopherol
9. N.E.(Niacin Equivalent)即菸鹼素當量。菸鹼素包括菸鹼酸及菸鹼醯胺，以菸鹼素當量表示之。

表2-9　71歲以上女性老人所需維生素

年齡〔71 歲-〕性別〔女〕懷孕〔無〕哺乳期〔無〕 生活活動強度〔低〕身高〔150〕cm　體重〔50〕kg					
*未標明AI（足夠攝取量Adequate Intakes）值者，即為RDA（建議量Recommended Dietary allowance）值					
營養素 （單位）	熱量 大卡(kcal)	蛋白質 公克(g)	鈣 毫克(mg)	磷 毫克(mg)	鎂 毫克(mg)
參考攝取量	1450	RDA 50	AI 1000	AI 800	RDA 315
上限攝取量	---	---	2500	3000	700
營養素 （單位）	碘 微克(μg)	鐵 毫克(mg)	氟 毫克(mg)	硒 微克(μg)	維生素A 微克(μg RE)
參考攝取量	140	RDA 10	AI 3	50	500
上限攝取量	1000	40	10	400	3000
營養素 （單位）	維生素C 毫克(mg)	維生素D 微克(μg)	維生素E 毫克(mg a-TE)	維生素B_1 毫克(mg)	維生素B_2 毫克(mg)
參考攝取量	100	AI 10	AI 12	0.7	0.8
上限攝取量	2000	50	1000	---	---
營養素 （單位）	維生素B_6 毫克(mg)	維生素B_{12} 微克(μg)	菸鹼素 毫克(mg NE)	葉酸 微克(μg)	泛酸 毫克(mg)
參考攝取量	1.6	RDA 2.4	10	RDA 400	AI 5
上限攝取量	80	---	35	1000	---

營養素（單位）	生物素 微克(μg)	膽素 毫克(mg)			
參考攝取量	AI 30	AI 360			
上限攝取量	---	3500			

註：1. 年齡係以足歲計算。
2. 1大卡 (Cal；kcal)＝4.184仟焦耳 (kj)；油脂熱量以不超過總熱量的30%為宜。
3. 「低、稍低、適度、高」表示生活活動強度之程度。
4. 動物性蛋白在總蛋白質中的比例，1歲以下的嬰兒以佔2/3以上為宜。
5. 日常國人膳食中之鐵質攝取量，不足以彌補婦女懷孕、分娩失血及泌乳時之損失，建議自懷孕第三期至分娩後兩個月內每日另以鐵鹽供給30毫克之鐵質。
6. R.E. (Retinol Equivalent) 即視網醇當量。
1μg R.E. = 1μg視網醇 (Retinol) =6μg β-胡蘿蔔素 (β-Carotene)
7. 維生素D係以維生素D3 (Cholecalciferol) 為計量標準。
1μg=40 I.U.維生素D3
8. α-T.E. (α-Tocopherol Equivalent) 即α-生育醇當量。
1mg α-T.E.=1mg α-Tocopherol
9. N.E. (Niacin Equivalent) 即菸鹼素當量。菸鹼素包括菸鹼酸及菸鹼醯胺，以菸鹼素當量表示之。

資料來源：國人膳食營養素參考攝取量 (Dietary Reference Intakes, DRIs) 查詢系統http://food.doh.gov.tw/DRIS/DRIsResulst.php

維生素主要功能使身體生理機能正常進行，維生素可分爲脂溶性維生素A、D、E、K，水溶性維生素B群及C，水溶性維生素攝取過量可由身體排出，脂溶性維生素則易由身體積存，不宜過量。

六、礦物質

銅含量豐富的有牛肝、胡桃、菜豆、龍蝦、蝦、黑豆、小麥胚芽，磷含量豐富的有乳製品、魚、汽水、肉類。

臺灣老人所需的礦物質以鈣、鐵、銅、磷未達攝取量，因此宜多補充鈣含量豐富的食物，如牛奶、小魚干、豆類、綠色蔬菜，鐵含量豐富的食物有蛤蜊、牛肉、牛肝、蝦、香腸。

均衡的飲食攝取是行政院衛生署長期推廣的口號，老年人因營養攝取過多或過少均會導致營養不良，營養不良均會增加老人疾病的罹患率，除了出現生理、心理因素之外，下列因素亦會影響老人營養攝取：

(一)居住情況

獨居老人常因與社會隔離退縮，而影響到營養的攝取，居住在鄉下、偏遠地區的老人因交通不便造成購物不易，容易造成營養攝取不足。

(二)經濟問題

老人常因經濟問題無法購買足夠的食物，無法達到營養需求，因此經濟問題爲老人重要的問題。

(三)情緒問題

寂寞、喪偶、失去同伴會造成情緒低潮，尤以社會關係孤立者常會營養攝取不足的問題，獨居老人蛋白質攝取量較低，憂鬱使老人體重減輕。

(四)藥物

藥物與營養相互作用會影響到營養素和攝取與吸收，老人因身體健康長期服用某些藥物，改變了營養素在身體的消化、吸收與代謝，如毛地黃會造成噁心嘔吐、抗憂鬱症劑會刺激食慾，緩瀉劑加速腸道蠕動使營養吸收減少，老人藥物服用越多營養狀況越差。

(五)營養知識

大多的研究指出老年人的營養狀況與營養知識成正相關，老年人營養知識越好，營養攝取越足夠，老年人常不了解自己的營養需求，而以自己的喜好來攝取，營養知識不足造成食物選擇不當，而有營養不良的現象。

(六)疾病

由於長期疾病對飲食的攝取受到限制而有飲食失衡的現象。

(七)健康信念

個人感受到健康需有內在健康身體；感受到健康對身體的重要性，確信健康行爲並採取行動。老年人的健康行爲自我效能，自覺健康狀況與健康保健間成正相關。自我效能是個人對自己預期在某種情境下表現某種行爲的能力，自我效能與飲食行爲成正相關，即自我效能強，飲食行爲較佳。

㈧活動狀況

老人活動狀況差會影響購物或自備餐食的能力，而影響營養攝取。

㈨心智功能

心智功能受損的老人可能會忘記進食，失智症老人可能會過度進食或拒絕進食而影響營養狀況。

第九節 老人的營養攝取、平常飲食狀況、健康信念

一、現將依老人的營養攝取、飲食習慣及健康信念依不同學者之研究結果敘述如下：

㈠營養攝取情形

在中外老人飲食研究報告中，對於老人營養素攝取情形有下列之結果：

1. 熱量攝取方面

大部分老人飲食調查熱量的評估以達到67%國人每日飲食建議量爲依據，攝取量不足是指總熱量低於國人飲食建議量的67%，攝取過多是指總熱量超過國人飲食建議量；在國人飲食建議量總熱量的67%-100%均爲尙可的飲食 (Kohrs 1978, ‘Hanlon 1983, yan, 1989; Payette 1991)。然而Block (1982) 則認爲老人食物攝取量爲參考量的1.5倍則爲大量。

臺灣行政院衛生署於民國101年訂定建議65歲以上老人每日熱量攝取量女性爲1600-1800kcal，男性爲1800-2000kcal。

在Garry etal (1989)；Pyette etal (1991)；Pyette etal (1995) 之研究中顯示出老人每日熱量之攝取均未達其國人飲食建議量尤以Pyette etal在1995年對高危險群老人所作的研究，顯示高危險群老人的健康情形不佳，尤以熱量攝取不足產生疾病，並有壓力、

食慾不振及視力不佳的現象，需補充營養以彌補其營養缺陷的現象。

在Yurkiw etal (1983) 之研究則顯示其研究獨居的65-77歲老人的營養及熱量的攝取是足夠的。

2. 不同性別老人熱量攝取情形

在臺灣地區李寧遠等（民81）所作花蓮地區男性老人每日熱量攝取爲2016卡，女性老人每日熱量攝取爲1729卡；基隆地區男性老人每日熱量攝取量爲1729卡。女性老人爲1326卡，花蓮地區老人熱量攝取量大於基隆地區。

Dirren (1994) 調查西歐70-75歲男性老人每日熱量攝取1920-2660卡，女性老人每日熱量攝取爲1490-2140卡，Koehler (1994) 所作219位墨西哥老人的飲食，發現女性老人每日攝取1579卡，男性老人每日攝取2149卡。

3. 不同性別老人熱量攝取差異性

Davidson etal (1962) 研究：70歲以上老人的飲食顯示男女性老人每日平均熱量的攝取幾乎相同。

在大多數研究顯示女性熱量的攝取低於男性，（Pyetteetal, 1991；李寧遠，民85；Konehler, 1994）。

在Garyy etal (1982) 之研究：顯示男性老人的年紀越大，熱量的攝取越低，女性老人的熱量攝取則與年齡不具顯著相關。

㈡蛋白質攝取量方面

Gouws etal (1989) 評估：長期住院病患，其蛋白質攝取量占總熱量之16%。Dirren (1994) 調查西歐70-75歲老人，發現男性老人蛋白質之攝取量占總熱量的12.4-16.6%，女性老人蛋白質攝取量占總熱量的12.9-18.3%。

李寧遠等（民81）在花蓮地區調查老人蛋白質攝取量，男性老人蛋白質攝取量占總熱量之16.7%，女性老人蛋白質攝取量占總熱量之16.5%；基隆地區男性老人蛋白質攝取量占總熱量之15.4%，女性老人蛋白質攝取量占總熱量之15.6%。

在Pyette atal (1995) 所作高危險群老人每日蛋白質攝取量發現有50%老人蛋白質攝取量不足。而我國行政院衛生署（民82年）訂定老人蛋白質攝取量男性每日65公克、女性每日55公克，應占總熱量之15%。

㈢脂肪攝取量方面

Davidson etal (1962) 研究顯示70歲以上老人有40-50%熱量來自脂肪，脂肪的攝取有一半來自動物性脂肪，Todhunter (1974) 認爲高脂對老人健康不利，在Gouws etal (1989) 之研究評估長期住院老人病患飲食中脂肪占總熱量之34%。

李寧遠等（民81）研究發現花蓮地區男性老人脂肪攝取量占總熱量之28%，女性老人脂肪攝取量占總熱量之37.2%；基隆地區男性老人脂肪攝取量占總熱量之34.6%，女性老人脂肪攝取量占總熱量之35.1%。

Payette etal (1991) 指出男性老人33%熱量來自脂肪，女性老人34%熱量來自脂肪。

㈣維生素

在老人維生素攝取方面，Davidson etal (1962)，研究顯示半數70歲以上的老人每天食用維他命，Yurkiw etal (1983) 之研究顯示獨居老人維生素A、B攝取量不足；Ryan etal (1989) 研究268位老人，有89%在Vit A及B6之攝取低於67%的國人飲食建議量。

Garry etal (1982)；McGandy eta (1986)；Horwath (1989)；Delvin etal (1988)；Payette (1991) 發現老人維生素D的攝取量低。

Todhunter etal (1979) 研究顯示大多數老人認爲自己的飲食是好的，只有15%的老人使用維生素和礦物質作補劑，因爲他們認爲維生素和礦物質對健康有益。

Payette (1991) 研究發現老人服用維生素和礦物質是很普遍的；Tong (1991) 研究指出有31%老人吃維生素丸；蘭淑貞等（民81）

發現台北市大安區及長春學苑老人男性服用維生素丸占49.3%，女性老人服用維生素丸占54.84%，有76.5%的老人認爲天然維生素較合成的好。

㈤礦物質

在Garry etal (1982)；McGandy etal (1986)；etal (1988)；Horwath (1989)；Gouws etal (1989) 及Payette (1991) 之研究發現老人在礦物質鈣、鋅之攝取量不足。在Gouws etal (1989) 之研究中指出年老病人由於長期使用利尿劑而導致鎂、鐵、鋅的攝取量不足。

二、一般飲食情形

現依老人三餐及點心攝食情形、各類食物攝取情形及飲食的健康信念，依不同學者之研究之結果敘述於下：

㈠三餐及點心攝食情形

Davidson etal (1962) 研究大於70歲老人的飲食顯示有1/3以上的老人每日飲食餐次多於三餐，但黃雅等（民80）；蔡玫琍等（民81）指出台北市老人每天吃二餐之此率占73-88.3%，Chan etal (1990) 指出93%中國女性老人在美國每天吃三餐。黃雅文等（民80）指出有86.39%老人吃早餐。在點心方面，張作櫻（民68）指出有50.3%老人吃點心，在蔡玫琍（民81）之研究指出台北市老人不吃點心占84.3%。

㈡各種食物攝取方面

Davidson etal (1962) 研究顯示70歲以上老人尤以男性其年紀越大所食用的食品種類越少，且鐵與鈣的攝取較少，有工作結婚與家人居住一起或有較高收入者所食用的食物種類較多，在各種食物之攝取情形如下：

1. 奶類攝取情況

Davidson etal (1962) 研究顯示50-79歲老人因喜歡和健康需求有24%的人對牛奶攝取增加，黃伯超等（民83）指出老人一星期喝牛奶男性一星期三次，女性一星期3-4次。蔡玟琍（民81）指出台北市大安區老人奶類攝取量適量占40.5%，不是占40.5%，過多占19%。

2. 肉、魚、豆、蛋類

Davidson etal (1962) 研究60-79歲的老人因擔心健康而減少蛋的攝取，肉類則沒減少。蔡玟琍（民81）指出台北市大安區老人肉、魚、豆蛋類，適量占44.3%，不足占6.3%，過多占49.4%。而黃伯超等（民83）指出臺灣地區男性老人一星期吃蛋3次，女性一星期吃蛋1.7次。黃雅文等（民80）台北市老人每天吃肉、魚、豆、蛋、奶各一份者占75.92%。

3. 蔬菜類

黃伯超等（民83）指出臺灣地區男性老人一星期吃蔬等占2.4次，女性老人一星期吃蔬等2.3次。蔡玟琍（民81）指出大安區老人吃蔬等適量者占38%，過多10.1%，不足者占51.9%。黃雅文等（民80）指台北市老人每天吃深色蔬菜3碟者占62.3%。

4. 水果類

黃伯超等指出臺灣地區男性老人一星期吃水果5.2次；女性老人一星期吃水果5.5次。蔡玟琍等（民81）指出台北市大安區老人吃水果適量者占41.8%，過多占34.2%，不足占24.1%。黃雅文等（民80）指出台北市老人每天吃兩個水果占42.72%。

5. 五穀根莖類

蔡玟琍（民81）指出台北市老人五穀根莖類攝取適量占74.9%，過多占15.2%，不足占10.1%。

6. 喝酒狀況

大塚滋 (1982) 指出酒精會興奮神經，加強心臟收縮，增強呼吸，促進胃液分泌，岡部和彥 (1983) 指出酒精不含營養素但含有熱量，喝多易引起胃炎、腸炎、胰臟炎，易造成維生素、礦物質吸收不良。

在黃雅文等（民80）之研究顯示台北縣男性老人曾喝酒占55%，每天喝酒占20.7%；女性老人曾喝酒占9.64%，不曾喝酒占90.36%。

黃伯超等（民83）之研究顯示臺灣地區男性老人已戒酒占21.1%，偶爾喝23.1%，常喝酒占28.7%，只嚐1-2次占7.1%，從不喝占20%。女性老人已戒酒占3.9%，偶爾喝占6.4%，常喝酒占6.9%，只嚐1-2次占22.8%，從不喝酒占60%。

㈢飲食的健康信念

Guthrie (1971) 指出飲食風俗是一種飲食習慣，它普遍被一般人所採用、實施、轉換或曾流行過一段很長時間的食物消費。

Davidson etal (1962) 研究70歲以上老人的飲食顯示老人禁忌食用油炸及風味強的食物。Chau (1990) 指出中國傳統的健康信念即飲食陰陽冷熱之說，熱性食物爲油炸、豐富、風味的食物，冷性食物爲蔬菜類，然而楊瓊花（民71）指出臺灣省同胞將西瓜、柳丁、橘子、楊桃、椰子汁、木瓜、梨、苦瓜、冬瓜、番茄、蘿蔔、白菜、芹菜、綠豆列爲冷性食物，而將荔枝、龍眼、麻油、花生訂爲熱性食物，吃了熱性食物之後會有喉嚨乾、舌燥、流血、口腔破、火氣大的現象。

Chau etal (1990) 指出研究對象中國婦女56%相信陰陽冷熱之說，有49%的研究對象親自實踐冷熱之說，較年長的婦女雖居住在美國仍有傳統的中國飲食信念。

第十節　老人營養評估

臺灣地區十大死亡原因依序爲惡性腫瘤、中風、心臟病、事故傷害、糖尿病、慢性肝病及肝硬化、肺炎、腎炎及腎病徵候群、自殺、結核病、高血壓、支氣管炎肺氣腫及氣喘、胃及十二指腸潰瘍。由於老人生理代謝減緩，身體病變多，應定期作身體健康檢查。

一、一般檢查

㈠身高

身高變矮，可能有骨質疏鬆現象，應由骨質密度檢查，一般更年期或停經過70歲的婦女，長期缺乏鈣質、運動或長期使用類固醇或副甲狀腺功能亢進，易發生骨骼疏鬆，骨質疏鬆症初期症狀是腰痛，變嚴重時會發生脊椎壓迫骨折，骨折後就無法走路。

㈡體重

由身體質量指數當做判斷，身體質量指數BMI爲體重（公斤）除以身高^2（公尺），身體質量指數在19.5-24.2爲理想體重，19.5-18.5爲輕小於18.5爲過輕，24.2-26.4爲重，26.5以上爲肥胖。

體重過輕常因偏食，糖尿病或甲狀腺功能亢進所引起。

㈢血液成分

健康成年人血液占體重8%，以微鹼性酸鹼值在7.35-7.45之間，正常人血液的成分如下：

1. 血紅蛋白：血紅蛋白太低，表示有貧血現象，男性13-17公克/dl，女性12-15公克/dl。
2. 血球容比：男性39-50%女性36-45%，罹患缺鐵性貧血時，血球容比下降、脫水，紅血球增多時，血球容比上升。
3. 紅血球數：主要在骨髓製造，成人每天有40毫升血液的紅血球被破壞，有同量紅血球再生，太低有貧血現象，紅血球過多有脫水及阻塞性肺疾。男性在400萬-550萬個/mm^3，女性在350萬-450萬個/mm^3。
4. 平均紅血球容積：男性80-94FL，女性81-99FL，缺鐵性貧血值減少，惡性貧血缺維生素B_{12}或葉酸值增高。
5. 平均紅血球血色素：正常值爲27-32Pg，缺鐵性貧血時值降低，惡性貧血值升高。
6. 紅血球沉降率：即紅血球在血漿內沈降速度，男性每小時

0-10mm，女性每小時0-20mm，急性傳染病會使値上升，溶血性黃疸、鐮刀性貧血其値降低。

7. 白血球：白血球太低表示抵抗力減弱，易感染疾病或營養不良。太高表示感染急性疾病如肺炎、扁桃腺炎組織被破壞。

8. 血小板總數：200000-400000/mm^3，血小板生命期九天，作用爲促進血液凝固，血小板太高常因紅血球增多，容血性貧血，急性感染。血小板減少常見於惡性貧血、肝硬化。

9. 血糖：禁食八小時空腹70-100mg/dl，飯後二小時在小於140mg/dl，胰島素分泌增加，營養不良，酒精性中毒，飲食量不夠，運動過量會造成血糖過低。胰島素分泌缺乏，醣類攝取過多，會使血糖升高，血糖超過200mg/100ml；會引起酸中毒有昏迷現象。

(四)肝功能

1. 珈瑪麩胺酸轉胜脢：Gamma-glutamyl transferase 8-61u/l

2. 膽紅素總量：0.2-1.2mg /dl，膽紅素如果超過2.5mg /dl，可看到眼白發黃有黃疸症狀。

3. 血清蛋白總量：6.5-8.0mg /dl，血清蛋白質主要有白蛋白、球蛋白及纖維蛋白元，其中白蛋白維持血漿膠質滲透壓，球蛋白具免疫功能，纖維蛋白具血液凝固之功能。

4. 白蛋白：3.7-5.3mg /dl，爲評估蛋白質缺乏的指標，白蛋白過低爲肝病、腎病或營養不良，缺乏時補充蛋白質即可恢復正常。

5. 鹼性磷酸酶：正常値10-100u /l，太高發生在肝膽疾病，佝僂病。太少則發生在營養不良及甲狀腺機能遲緩者。

6. 乳酸脫氫酶：正常値95-213Iu /l，太高會有心肌梗塞、溶血性貧血，用於診斷心肌梗塞。

7. GOT轉氨基酶：5-40Iu /l，急性肝壞死、肝硬化、心肌梗塞，骨骼肌肉受感染均會使GOT升高。

8. GPT轉氨基酶：0-40u /l，慢性肝炎、病毒肝炎、肝硬化，GPT高。

9.甲型胎兒蛋白：應小於20，如果高於20有肝癌現象。

(五)腎功能

1.尿素氮：7-20mg /dl，血液中尿素氮與蛋白質攝取有關，大量攝取蛋白質及脫水後值升高，腎臟病、尿液阻塞亦會升高，當蛋白質攝取和吸收降低，尿素氮會下降。

2.肌酸酐：0.7-1.2mg /dl，評估腎功能，腎功能不足時、貧血、營養不良，値會下降。

3.血清鈣：9-11mEq /l，血清鈣太高常見於腎結石、副甲狀腺機能亢進者，血清鈣不足會有抽搐現象。

4.血清鈉：正常值135-147mEq /l，血清納不足常發生在腎衰竭、肝硬化病人。

5.血清鉀：正常値3.4-4.7mEq /l，當慢性腎衰竭嚴重脫水，會產生高血鉀症，當腹瀉、嘔吐會有鉀流失，而有缺乏現象。

(六)血脂肪

1.膽固醇總量：身體膽固醇有75%在肝臟合成，25%來自食物，正常値為125-200mg /dl，胰臟炎、脂肪代謝異常，甲狀腺功能過低，値上升；貧血、營養不良，値下降。

2.高密度脂蛋白－膽固醇：此為好品質的膽固醇，男性為40-60gm/dl，女性為50-70mg/dl。

3.低密度脂蛋白－膽固醇：小於130mg /dl，此為不好品質的膽固醇，量越低越好。

4.膽固醇總量與高密度脂蛋白膽固醇比值：3.0-5.5mg /dl

5.三酸甘油脂：正常人20-200mg /dl，値太高會增加冠狀動脈硬化、胰臟炎。

(七)甲狀腺功能：游離甲狀腺素0.8-1.9mg /dl，太低為甲狀腺低下，行動緩慢肥胖，太高則甲狀腺亢進，易激動，熱量消耗增加。

(八)尿酸：尿酸男性2.5-7.2mg /dl，女性1.8-6.2mg /dl，高尿酸値常發生在痛風、腎炎、風濕性關節炎、肝病患者。

三、飲食情況

包括平時每日用餐時間、用餐次數、食物種類、外食次數、喜歡與不喜歡的食物、烹調方法、點心的型態、份量次數、營養補充劑的種類、服用情形。

四、不舒服狀況

如食慾包括對食物之味覺、嗅覺、口腔及牙齒之健康狀況、消化及排泄狀況。

(一)頭髮：頭髮稀少可能缺乏蛋白質、鋅或維生素A過量，頭髮容易斷落可能缺乏蛋白質，頭髮易脫落可能缺乏色胺酸或甲硫胺酸。

(二)皮膚：皮膚乾燥、鱗片狀或皮膚呈現毛囊角化症，缺乏維生素A、鋅及必需脂肪酸。

(三)眼部：角膜微血管增生或眼臉發炎，可能缺乏B_2，結膜乾燥缺維生素A，眼睛四周發黑可能營養不良、睡眠不足或菸鹼酸缺乏。

(四)口部：口角炎缺維生素B_2，舌炎或舌乳頭萎縮缺菸鹼酸、維生素B_2、B_6、B_{12}、葉酸。

舌頭泛紅缺維生素B_2，味覺遲緩缺鋅及維生素A。

(五)腺體：甲狀腺腫大缺碘、腮腺腫大缺蛋白質。

(六)心臟：心擴大、心跳加速缺維生素B_1，心跳遲緩不規則缺鉀。

(七)腹部：肝腫大可能缺蛋白質，或維生素A過量，腹部脹痛可能吃一些脹氣的食物，如洋蔥、韮菜，黃豆所引起。

(八)骨頭：骨頭和關節疼痛缺維生素D、鈣、磷。

手、腳關節紅腫、疼痛可能是體內尿酸過多，在血液形成結晶沉澱於關節處，宜用限制普林食物之飲食。

第十一節　素食

素食在近年來由於環境與健康意識的提升，吃素食的人口逐年上升，在臺灣有人長期吃素，有少數人吃早齋或齋戒日吃素。

素食族群比近年來提高人口數，在未來臺灣社會將代爲飲食文化重要的一環。

吃素者有較低心血管疾病，在非素食者飲食以水果、蔬菜爲主，少肉者也會降低心血管的疾病，因素食飲食中較少飽和脂肪酸、膽固醇和動物性蛋白，而增加膳食纖維、葉酸、維生素C、維生素E之攝取，由於水果、蔬菜、豆類的膳食纖維或吸附膽酸，具有清降膽固醇的作用，蔬菜、豆類、堅果會降低糖尿病。

一、素食飲食

㈠定義

素食指飲食中不含肉類、魚類，及其他動物性食品的飲食。可分爲：

1. 純素食者：指完全不用動物性食品（如：肉、於、奶、蛋類）。
2. 奶類素食者：指除奶及奶製品外，不食用其他動物性食品者。
3. 奶蛋素食者：指除了奶、蛋及其製品外，不再食用其他動物性食品者。

㈡目的

爲滿足人類宗教信仰、哲學思想，文化及經濟或保健。

㈢適用對象

因宗教、哲學、文化及經濟或保健的理由，必須攝食素食者。

㈣一般原則

1. 盡量廣泛攝取不同種類且未經精製的食品，如黃豆是品質優良的蛋白質，可多攝取。

2. 奶類和蛋類是優良的蛋白質，可提供維生素B_{12}，素食者應補充維生素B_{12}。
3. 多選用蔬菜及水果類，可提供維生素及礦物質，如柑橘類有助於鐵質的吸收。
4. 選用堅果類食品應注意食取量，避免熱量過高；亦應少攝食只有熱量、無營養的食品，如糖果、汽水。
5. 飲食要多變化並廣泛食取各類食品，維持營養的均衡。
6. 應補充維生素B_{12}及D，並多選食不含草酸鹽的深綠色蔬菜，以提高鈣質的攝取量。

第十二節　獨居老人

隨著工業化、成年子女減少、孝道觀念轉變，老人與子女同住的比例下降，老人獨居的比例上升，然而老人身體機能退化、行動能力、生活能力逐漸下降，在民國96年政府推行在地老化，希望藉由社區提供服務，就近照顧獨居老人，協助居家服務、日間照顧、提供中低收入失能老人營養餐飲服務。

世界衛生組織將貧窮、沒有謀生能力、獨居老人列為高危險人物群，獨居老人的健康維護：組織、教育、長期照顧、社會關懷及人身安全成為重要的需求。

在臺灣雲林與嘉義的老人人口比例偏高，當地農民組成社區田媽媽，由一位至二位田媽媽負責照顧烹調，老人早上到田裡工作自己帶一些食材到田媽媽烹調處，由田媽媽烹調，中午、晚上到中心共食，分享生活經驗，可以彼此照顧。

分析討論

1. 老人因身體器官機能退化，代謝情況不如年輕時，常會有高血脂的問題，由抽血結果可見膽固醇量偏高，此時吃的食物如有做選擇就可降低血中膽固醇之量。

2. 纖維包括人類胃腸無法消化的醣類，如纖維素、半纖維素、木質素、果膠，只有植物中才會有存在。

3. 纖維存在全穀根莖類、豆類、蔬菜和水果中，幾乎不含熱量，因實體大能增加飽足感，協助身體腸道蠕動使排便順利，纖維可減少腸道中膽固醇與脂肪的吸收，大量的水溶性纖維可以延續葡萄糖的吸收，有助於血糖的控制，女性每日纖維素的攝取量為25-30公克，男性約40公克，食物中以紅豆、綠豆、小麥麩皮、豌豆、牛蒡、海帶、香菇、綠花菜、菠菜、柳丁、黃豆等纖維素含量豐富，然而老人因牙齒咀嚼力不佳，蔬菜宜切碎後再食用。

4. 在食品加工中將紅麴酵母加入米中發酵製成，發酵過程會產生Monacolin-k紅麴，它可抑制製造膽固醇酵素，可抑制膽固醇，連續服用紅麴萃取物3個月可降低膽固醇。

5. 近年來發現深海魚如鮪魚、鮭魚、鯖魚富含EPA及DHA，吃深海魚或魚油可降低三酸甘油脂，可減少動脈硬化亦可減少膽固醇量，因此老人吃魚比吃肉好，魚肉纖維細較容易消化。

6. 老人食物選擇禁食內臟、蝦、蟹、肥肉，多吃魚肉、蔬菜、水果、全穀根莖類，就可遠離高膽固醇。

7. 老人飲食設計需考慮老人的生理與心理狀況，每位老人遇到的問題不一樣，由於老人生理引發的問題常不是單一的疾病，常有多種疾病因此飲食設計時一定要考慮個別的生理狀況及營養評估。有些老人不一定與親人一齊居住，獨居老人常忽略自己所要攝取的營養，健康狀況會較差，臺灣地區各縣市政府也重視獨居老人的健康，除此之外老人需受到家人的關懷與照顧亦需重視心理感受，受到家人尊重。

延伸思考

當老人身體漸漸老化，身體的新陳代謝變差，對食物的吸收會逐漸減退，爲老人設計飲食時個別需求是十分重要的，老人牙齒不好，食物咀嚼力不僅會影響食物的選擇，因此剁碎、流質的飲食常爲餐桌的食物型態，又要考慮色、香、味，對菜單設計者是一大考驗，因此老人飲食設計也需專業的人來做此份工作。

第三章

老人營養知識、態度行為

第一節　老人營養知識

一、營養知識定義

所謂知識，就是人們經由學習記憶的過程來獲得、保有及恢復的訊息。因此營養知識可用來比喻人們對營養的相關記憶情形。

㈠營養知識量表架構

一般用以評估營養知識的方法多採用營養知識量表，內容包括：

1. 一般營養知識：如：對六大類食物的營養價值與食物需要性、營養素來源的判斷、食物營養含量比較與營養均衡、液體飲用觀念等。
2. 疾病營養知識：測試老年人對最常影響其健康的相關營養知識，如：疾病與飲食營養、預防癌症等題目測試老年人的了解程度。由老年人慢性病罹患機率最高的疾病來命題。

營養知識量表的實施多依研究者的研究目的，自擬問卷測量期望獲得的老年人營養知識，營養知識量表一般採用結構型問卷中的限制式問卷，題目採用是非題的型式，在問卷中各題目提供三個項目，答對者給一分，計算總分後，分數越高表示營養知識越好，分數越低表示營養知識越差。

㈡營養知識相關研究結果

1. 于漱、林笑、魏燕蘭與林宏達 (1999) 針對台北市北投區居家老人進行調查研究，發現社區老人營養知識偏低。
2. 戰臨茜 (2000) 在老人營養知識量表調查中發現，老人在「雞湯的營養比雞肉多」、「糖尿病的人不能吃甜的水果」、「所有老年人都不能吃蛋黃與內臟類食物」這三題的答錯率高達七成；而在「胃口不好，宜少量多餐」、「高血壓的人不適合吃醃漬物」、「肥胖的人易得到糖尿病與心臟病」與「油脂過多與心臟血管疾病的發生有關」等四題的答對率在七成以上。這可能與老年人有較高比例的心血管疾病有關，使其對低鹽、低糖、少油的飲食觀念普遍認同，但也有認知不足觀念偏差的情形。

3. 林靜宜 (2001) 研究指出機構中由口進食的老年人，無論是一般營養知識或疾病營養方面的知識，仍有些不足。然而多數老年人仍保有控制飲食攝取的概念，知道如果活動量沒有增加，身體所需要的熱量就應該減少，亦了解若能做好飲食控制，可以防止慢性病惡化的概念。
4. 張瓊月 (2001) 的營養知識評量表，包括慢性疾病、一般食物熱量與營養、預防癌症、營養均衡與液體飲用認知等五類，發現男性對一般食物營養及熱量認知中的「蔬菜與水果主要可提供維生素與礦物質」答對率最高；女性則以營養均衡認知中「如果三餐均衡，不必吃補就可維持健康」答對率最高；男女雙方均以慢性疾病認知中的「糖尿病是吃太多糖所引起的」答對率最低。
5. 李雅雯 (2002) 老人飲食品質研究中發現，老年人在營養知識方面，以「食物的需要性」得分最高，以「疾病和飲食營養的關係」得分最低，營養知識量表總分爲48分，老年人平均只得到23.6±9.3分。

以上研究結果顯示，老年人在各類營養方面的知識仍顯不足。老年人的營養知識不足，通常亦是造成食物選擇不當的主要因素（引自Posner, 1982; Fanelli, 1987），且老年人往往不了解自身的營養需求。Grotkowski (1978) 研究發現雖有超過65%的美國老人自認食物的攝取非常符合建議量，但實際上僅有30%的老人達到建議量的66-100%（李慧雅，2003）。

二、老人營養知識影響因素

根據戰臨茜 (2000) 針對老年人營養知識研究發現，營養知識受到學歷、退休前職別、居住型態及居住地的影響，由於受限於營養知識的缺乏，亦影響到食物的選購、菜單設計及對食物的嗜好（行爲）。各學者的研究結果整理如下：

㈠性別

國內的研究顯示，男性的營養知識高於女性（魏燕蘭，1998；戰臨茜，2000）；而李雅雯 (2002) 在老人飲食品質研究中發現，男性的營養知識越佳。

㈡年齡

全國老年人營養調查結果顯示，我國老年人各方面營養知識均不足，營養知識答對率會隨著年齡層之增高而有下降之趨勢（徐毓秀，1995；李蘭，1999）；在李雅雯 (2002) 老人飲食品質研究中亦發現年紀越大有較差的營養知識，顯示年齡是影響營養知識的主要變項之一（魏燕蘭，1998）。然而亦有研究指出隨著老人的年齡增加，攝取蔬果類不足的人口是逐漸減少的（引自Kamimoto, 1999）。

㈢居住地或族群

戰臨茜 (2000) 指出大陸省籍老人營養知識優於閩南人與客家人；李雅雯 (2002) 在老人飲食品質研究中發現，大陸各省市（相對於本省閩南人）其營養知識越佳，原住民（相對於本省閩南人）、居住於山地，東部及澎湖的老人（相對於居住城市的老人）則有較差的營養知識。

㈣教育程度

李雅雯 (2002) 與戰臨茜 (2000) 研究中發現，教育程度越高其營養知識越佳；但大部分老年人的教育程度不高，可能未受過正規教育，或受過正規教育但未曾接受營養知識，對營養補充劑的認識模糊不清，營養知識取得來源不足，認知情形可能不盡理想（季平，1992），若能施予營養教育，對於營養狀況的維持可能較有幫助（林靜宜，2001）。

㈤社經地位

Grotkowsk & Sims (1978) 以老人為研究對象，發現家庭社經越高，營養知識越好，當職業屬性爲專業與高級行政時（如軍公教人員），亦具有較高的營養知識之得分（劉嫻、洪久賢，1985），金錢越足夠、可支配金額越多、所居住環境飲食越便利其營養知識越佳（戰臨茜，2000；李雅雯，2002），顯示社經地位是影響營養知識的主要因素之一（魏燕蘭，1992）。但也有研究顯示，對營養知識並不因家庭社經地位之不同而有所差異（林薇、周麗端，1989；王慧琦，1995）。

㈥資訊來源

在老年族群中，雖然老人對營養與健康的關係感到有興趣（引自Hersey et al., 1984），但因爲他們所獲得的可靠資訊有限，所以在營養知識方面常是明顯缺乏的；老年人之健康與營養資訊大部分來自同年齡層的朋友，其次爲家人，僅有少部分來自專業人員（引自Levine & Posner, 1989）。社區老人的營養知識則較佳，態度較正面，這可能與社區老人所獲得的資訊多樣化有關，如家人、親屬朋友間的傳達，政府的政策宣導，醫護公衛人員的指導介入等，健康狀態較佳且具行動力者可參與相關的健康講座及閱讀相關的報章雜誌訊息，亦使的社區老人接受資訊的管道較多（戰臨茜，2000）；另一方面，多數老年人認爲活到這麼大已不必再考慮飲食營養問題，因此平日並不注意飲食營養的資訊（林薇，2003）。

㈦健康狀態

李雅雯 (2002) 在老人飲食品質研究中發現，食慾越好及自覺健康狀況越佳的老年人，其營養知識越佳，且對於坊間流傳的保健說法與保健食品較不採信，三餐及點心宵夜較爲規律；未與配偶同住、咀嚼有困難者，則有較差的營養知識。

㈠營養知識評量模式

一般用以評估營養知識的方法多採用「營養知識量表」，內容包括：

1. 一般營養知識

如：對六大類食物的營養價值與食物需要性、營養素來源的判斷、食物營養含量比較與營養均衡、液體飲用觀念等。

2. 疾病營養知識

測試老年人對最常影響其健康的相關營養知識，如：疾病與飲食營養、預防癌症等題目測試老年人的了解程度。由老年人慢性病罹患機率最高的疾病來命題（戰臨茜，2000；張瓊月，2001；行政院衛生署國民營養健康狀況變遷老人調查1998-1999, 1998）。

營養知識量表的實施多依研究者的研究目的，自擬問卷測量期望獲得的老年人營養知識，營養知識量表一般採用結構型問卷中的限制式問卷，題目採用是非題的型式，在問卷中各題目提供三個項目，答對者給一分，計算總分後，分數越高表示營養知識越好，分數越低表示營養知識越差（戰臨茜，2000）。

第二節　老人營養態度

一、營養態度定義

態度是指個人的心理歷程，它決定個人在社會中實際與潛在的反應（戰臨茜，2000），Katz等人 (1959) 認爲態度是由認知、感覺、行動傾向等層面所構成。了解營養態度、食物攝取與營養狀況間的關係不僅只爲理論價值，重要的是三者的相關性也被認同對健康有影響性。態度中對食物的喜好度常是研究影響飲食行爲因素者最有興趣的，典型的營養狀況預測模式也都會探討營養態度、行爲與人口特性等項目（戰臨茜，2000）；Schutz (1982) 的研究也證實營養態度會影響營養狀況。

㈠營養態度量表架構

在行政院衛生署國民營養健康狀況變遷老人調查1998-1999 (1998) 中的營養態度包括：保健飲食態度（得分越高越不認同市面上的健

康食品或坊間流傳的保健方法）、進食態度（得分越高進食態度越佳）、傳統飲食禁忌（得分越高代表受試者越認同老年人應持有傳統飲食禁忌行爲）這三項標的。

亦有學者依其研究目的自擬問卷測量，包括了對「營養的認知」，如：對營養重要性的認知外與對補充劑與素食的認知，而「行動傾向」則由選擇食物與進食的態度來評量，採用五等計分法（戰臨茜，2000），分數越高代表營養態度越趨正面，分數越低代表營養態度越趨負面。

㈡營養態度相關研究結果

1. 于漱、林笑、魏燕蘭與林宏達 (1999) 針對台北市北投區居家老人進行調查研究，發現社區老人營養態度趨於正面。
2. 戰臨茜 (2000) 在老人營養態度量表調查中發現，約有七成的老人較不同意「貴的食物營養比較好」、「年輕人才需注重營養，老年人不用」；而同意「飲食對健康有很大的影響」。近四成的老人同意「怎麼吃、吃什麼是人的本性，不需再學習」、「吃飯簡單就好，菜色不用常變化」、「選擇食物時會先考慮自己的喜好，喜歡的就盡量多吃」與「老人只要能吃就好，吃什麼不重要」；也有四成的人不願意爲了健康去嘗試沒有吃過的食物。顯示雖然大部分老年人同意營養是重要的，但仍可能受到從前清苦環境影響而保有儉樸的個性，對生活及飲食認爲能溫飽就很好了，多數人雖然認爲年紀大仍須重視營養，飲食對健康有很大的影響，對營養認知仍一知半解。
3. 李雅雯 (2002) 在老人飲食品質研究指出，在保健飲食態度方面，老年人平均得分爲18.0±3.6分，得分率爲75.0%，顯示多數老年人較不相信一般坊間流傳的保健說法與保健食品；進食態度平均得分爲16.5±3.6分，得分率爲68.8%，表示老年人的進食態度尚可；在傳統飲食禁忌方面，平均得分爲12.8±2.0分，得分率爲85.0%，顯示老年人有相當強烈的傳統飲食禁忌態度，對於一般民間流傳的傳統飲食禁忌極爲篤信。

4. 王素梅調查老人日常飲食最注重的項目，依序爲「多吃蔬果」、「多喝水」、「三餐營養均衡」、「多吃魚」、「少吃肉」，女性老年人對於飲食保健概念均較男性老人略高，尤其在「少吃肉」方面。對日常飲食最擔心的項目爲「油脂太多」、「鹽分太多」、「農藥抗生素殘留」、「防腐劑太多」、「營養不均衡」，整體而言，女性老年人對於飲食憂慮略高於男性老人。這些觀念形成老年人選擇飲食的相關態度。

根據全國老年人營養調查結果顯示，幾乎每位老年人都有數項飲食禁忌。其中又以傳統或食物質地有關的飲食禁忌（如寒、燥熱、冰冷、粗糙的食物等）最普遍，其次爲高脂肪高膽固醇飲食禁忌，對於醃漬發酵物較少禁忌。過多的傳統飲食禁忌會影響食物的選擇與飲食的變化性，可能間接降低飲食的營養均衡性（林薇，2003）。而李雅雯 (2002) 在老人飲食品質研究中亦指出，約有五成左右的老人持有四種以上的「傳統飲食禁忌」，其次爲對於「高脂高膽固醇食物」的禁忌；約有六成的老人對於「醃漬發酵物」與「高澱粉高糖」兩類食物並不禁口。當老年人營養知識充足時，飲食禁忌對飲食行爲有著正面的影響，反之亦然，不當的飲食禁忌觀念，形成老年人錯誤的營養態度，導致老年人不當的食物選擇與攝取。

老年人的不良飲食習慣與態度會造成嚴重的健康問題 (Lancy, 2000)。不當飲食會使老年人成爲營養不良的高危險群，同時營養不良會增加其罹病率及加重殘障程度 (Agaral & Sullian, 2000)。林靜宜 (2001) 研究即發現大多數老年人有控制飲食攝取的概念，但在實際攝取行爲上發現，大多數的老年人認爲飲食不需要節制，吃飽就不會有營養不夠的現象。

二、老人營養態度影響因素

根據戰臨茜 (2000) 針對老年人營養態度研究發現，營養態度則受到學歷，退休前職別、可支配金額及居住地的影響。各學者的研究結果整理如下：

㈠性別

國內的研究顯示，男性的營養態度優於女性（戰臨茜，2000）；亦有研究指出，男女在營養態度上並無差異（魏燕蘭，1998）；李雅雯 (2002) 老人飲食品質研究則指出，男性其傳統飲食禁忌態度及行爲則較不強烈。

㈡居住地或族群

戰臨茜 (2000) 研究指出大陸省籍老人營養態度優於閩南人與客家人；外省籍老年人較本省閩南籍老年人有較佳的飲食品質；相對於居住城市裡的老年人，山地、東部及澎湖地區的老年人飲食品質較差，且居住於鄉村及澎湖地區的老人有較強烈的傳統飲食禁忌行爲，而大陸各省市、東部地區其傳統飲食禁忌態度及行爲則較不強烈（李雅雯，2002）。

㈢教育程度

研究顯示教育程度越高者，其飲食態度越正面、飲食品質越佳，其傳統飲食禁忌態度及行爲則較不強烈（戰臨茜，2000；李雅雯，2002）。

㈣社經地位

國內的研究指出，家庭的社經地位與個人的營養態度有相關性，當職業屬性爲專業與高級行政時，經濟來源較爲充裕者，具有較高的營養態度之得分（劉嫻、洪久賢，1985；戰臨茜，2000）；社區老人的研究也指出，社經地位是影響營養態度的主要因素之一（魏燕蘭，1992），金錢的足夠性對於飲食品質也具正面影響力（李雅雯，2002）。但也有研究顯示，營養態度並不因家庭社經地位之不同而有所差異（林薇、周麗端，1989；王慧琦，1995）。

㈤健康狀態

在飲食習慣上，有半數老年人會因疾病調整飲食，以吃低鹽飲食、低油飲食者較多；近四成長者有飲食禁忌，包括不吃香蕉、鴨肉、蛋黃、畜肉、辛辣、生冷等食物，無飲食禁忌者通常營養狀況較佳（楊宗蓉，2002），部分老年人仍有高油、高鹽進食習慣，但在烹調時較少用飽和脂肪酸含量高的油脂（李雅雯，2002）。李雅雯 (2002) 在老人飲食品質研究指出，食慾越佳及自覺健康狀況越佳者，其傳統飲食禁忌態度較不強烈，較不篤信坊間流傳的保健說法與保健食品，進食態度亦較佳。

㈥營養知識

李雅雯 (2002) 的調查發現老年人各類的營養知識欠佳，營養知識較佳的老年人較不相信坊間流傳的保健說法與保健食品，則其進食態度較佳，有較少的傳統飲食禁忌行爲，但較忌口高脂、高膽固醇食物及醃漬發酵物，因此透過飲食營養知識的教導以及正確營養態度的培養，進而減弱老年人的傳統飲食禁忌行爲，並減少高脂高膽固醇食物攝取，確實做到規律食用三餐及點心宵夜，將有助於提升飲食品質。

㈦社會文化因素

飲食喜好與習慣深受社會與文化的影響，深遠地影響我們的飲食習慣與態度。Chau, Lee, Tseng與Downes (1990) 針對45位居住於美國舊金山灣區的60歲以上中國女性老人做問卷調查，發現這些女性老人雖長年居住於美國，卻仍有強烈的中國傳統飲食信念，56%的人相信中國傳統的飲食陰陽冷熱之說，有49%的人更身體力行；另外在日本曾針對民衆進行傳統飲食禁忌調查，結果發現90%的人在意食物相剋的傳統禁忌，80%的人或多或少會遵守這種禁忌，多數人認爲這種禁忌是從古人的體驗而產生的生活體驗，並非毫無意義（引自李錦楓，黃伯超、邱清華、章樂綺、王溢嘉，1981）。

宗教對食物的攝取均有教條限制：有些食物是被禁止的，如豬肉是被猶太教及回教所禁止，而印度教與佛教更禁食肉類食品而以素食爲主（引自Kerstetter etal., 1922）。

第三節　老人飲食行爲

一、飲食行為定義

飲食行爲是指一個人對於食物的選擇、消費、分配、處理、儲存、進食和廢棄物處理等等的反應和作法（引自巫雯雯、李寧遠，1986）。一般包括兩部分，一爲「飲食禁忌行爲」，一爲「餐點規律性」（行政院衛生署國民營養健康狀況變遷老人調查1998-1999，1998）；在戰臨茜 (2000) 的研究中則採用問卷模式，設計有關主要提供蛋白質、維生素與礦物值得食物攝取頻率與補充劑的使用情形，以及購買食物的經濟、自主權、營養知識的來源，採三等分計分法，沒有攝取給0分，其次爲1分，以此計算累計分數，分數越高表示該飲食行爲頻率越高。

二、營養評估模式

對於老年人營養狀況所採用的評估判斷方式，大致可分爲兩類 (Vellas & Guigoz, 1995; Morrow, 1991)，一爲利用體位測量或生化檢驗值作爲營養狀況的指標，另一類則對老年人進行飲食評估。採用體位測量或生化檢驗值判別，易因老人的生理變化影響標的值的敏感度，且目前測量方式或參考值大多仍參照年輕成人，對老年人而言這些判別標準的準確性是值得探討的 (Kerstetter, 1992)；而飲食評估則曠日費時，且易受人爲因素影響正確性（戰臨茜，2000；李慧雅，2003），故各類營養評估模式均有其優缺點：

㈠體位測量 (Antropometric Method)

體位測量包括身高、體重、上臂圍、三頭肌皮脂厚度及體脂肪等各種身體組成的測量，爲容易獲得且花費又少的方法。身高會隨著年齡的增加，因駝背或脊柱變矮而變低 (Kucsmarkski, 1989)。體重是臨床上預測死亡率相當重要的因子，體重下降嚴重者，建議每三個月測量一次體重 (Wallance, 1995)。

上臂圍所測量的各種數據可以作爲體內長時期的熱量與蛋白質存量的指標，三頭肌皮脂厚度可以間接反應人體內脂肪或熱量儲存量的多寡 (Durin & Womersley; Gore, 1995)。隨著年齡增加，四肢部位（如手臂及腿部）的體脂肪厚度會減少，而軀幹部的皮下脂肪及內在脂肪會增加，所以也使腹圍增加 (Noppa, 1980; FriedLander, 1977)。

身體質量指數 (BMI) 爲體重除以身高的平方公尺，BMI可反應人體內脂肪或是熱量儲存量狀況是判定肥胖或過輕的重要指標（Gray, 1989; Marshall, 1990; SeidelIy & Flegal, 1997；許慧雅，2003）。有許多研究指出體組成會隨著年齡而改變，瘦體組織從中年開始減少 (Forbes, 1976)，人體內脂肪的量會逐漸增加 (Novak, 1972; Noppa, 1979; Durnin & Womersley, 1974)，相對地更多脂肪在內部累積 (Borkan & Norri, 1977; Schwartz, 1990; Carmelli, 1991)。故老年人的BMI偏低時，可能有營養不良的情形，有學者指出身體質量指數及過去六個月內體重減輕情形，較適合作爲評估老人營養狀況的工具 (Pirlich & Lochs, 2001)。

㈡檢驗值 (Biochemical Examination)

生化檢驗值是藉由檢查受檢者血液或尿液成分，以判別是否有營養缺乏症狀並了解人體生化代謝情形（陳曉蒨，2003）。一般用以評估營養狀況的項目爲血清白蛋白 (serum albumin)、血清運鐵蛋白 (serum transferrin)、血紅素 (hemoglobin)、總淋巴球數 (total lywphocyte count) 等，所獲的結果較爲客觀且收集資料時間短，然而多數生化值與營養攝取量的相關性不高，且多數因生理變化的影響不具代表性（戰臨茜，2000），例如：受老化影響，血清白蛋白最多可降低7-10%，若有發炎性疾病、藥物使用、慢性脫水與器官功能衰退時，其數據會隨之變化而不具指標性 (Gersovitz, 1980)。

許多臨床檢驗方法及數據可以有效地評估營養狀況，例如：血清白蛋白可作爲體蛋白質指標，血清運鐵蛋白可用於評估缺鐵性貧血、感染慢性疾病及蛋白質缺乏的營養不良，且對於蛋白質熱量缺乏所導致的營養不良比血清白蛋白敏感，血紅素可直接評估鐵的缺乏、貧血或出血（蕭等，1988）。

營養不良與免疫力降低有密切的關係，老化或營養不良皆有可能造成細胞免疫性降低（Chernoff & Lipschitz, 1988；蕭等，1988），所以藉由淋巴總數和延遲性皮膚敏感反應免疫狀態的測試，來反推受試者的營養狀態。但所有檢驗方法並非都適合所有受測者，肌酸酐的排泄就無法評估腎衰竭患者體內肌肉存量，只適用於腎功能正常者，因此對於檢驗結果的闡釋必須嚴謹，並利用其他資料，如飲食歷史、臨床表徵等，結果將更具意義（蕭等，1988）。

㈢臨床檢查

臨床檢查包括詢問醫療史和身體檢查兩大部分。臨床檢查的結果雖可提供參考價值，但臨床上許多營養素缺乏的表徵都不具特異性（蕭等，1988）。及某種症狀出現可能與數種營養素相關，但也可能是與營養無關的疾病因素所造成，無法區分原因在於老化、營養缺乏與環境，如嘴角的乾裂是因維生素B2、菸鹼酸、鐵或維生素B6缺乏，亦或齒列不完整造成（Brown, 1990蕭等，1988）。而且在不同年齡層，表現的缺乏症狀不同，例如維生素C缺乏症，在小孩表現的是關節腫痛，老年則在脛骨部分有點狀皮下出血，可檢查老年人營養不良的徵兆包括：口角炎、傷口癒合性差、皮下脂肪及肌肉減少、體液的滯留及褥瘡等，口腔方面的檢查也是必要的(Owen, 1999)。

㈣飲食評估

一般常用的調查方法有24小時回憶法、食物秤重紀錄法、食物攝取頻率與飲食歷史等：

飲食歷史與食物頻率問卷（黃伯超、游素玲，1997；趙玫埔，1989；戰臨茜，2000；楊宗蓉，2002）：可用來評估受測者長期飲食習慣及飲食攝取情況的資料，適用於流行病學的研究，飲食頻率問卷的方法是詢問多久（每天，每週、每月）或一段時間內所吃的食物，優點是可以知道受訪者一般的飲食攝取資料，缺點是難以計算出一天的食物攝取量，不易估算實際的攝取量 (Thompson & Byers, 1994)，雖然老年人攝取的食物種類較單純，但此法依然相當費時費力，且須有經驗的專業人員進行面訪，在主觀敘述飲食部分會受到記憶力及精神狀態影響，造成不實的訊息（引自Mahalko, 1985）。

㈤食物秤重紀錄法／飲食紀錄法／飲食日誌

食物秤重紀錄法又稱爲飲食紀錄法，採用秤量的方式來測定進食前後的差異，以求得攝取之營養成分的量，此法常用於社區老人，因研究者費時較少，但須受試者配合，且正確性受教育程度及紀錄時間長短影響很大，亦可能影響受測者之正常飲食 (Pekkarinen, 1970; Wischi, 1990; Willett, 1990)。

而飲食紀錄或飲食日誌是要求受訪者紀錄數天的食物攝取種類及攝取量，優點爲可提供最詳實的食物攝取情形，缺點爲可能因被要求紀錄而改變原先飲食方式；常施於社區老人研究中，較不費時費力，但須視受訪者的配合度與讀寫能力，教育程度與紀錄的天數是決定完成紀錄的重要因素；生理的不正常，如關節炎、肌腱控制不良或神經傷害亦無法配合（引自Gersovitz, 1978）。

㈥二十四小時飲食回憶法

是最常用的評估工具，讓受訪者回憶昨天或最近24小時的飲食食物內容，紀錄內容包括吃了哪些食物、攝取量多少、食物的製備方式、何時進食及利用食物模型估計攝取量；經費較少、省時省力，但在老人族群中資料的可信度是被質疑的，因記憶力衰退是老化在老人生理上最先的改變 (Bowman & Rosenberg, 1982)，須注意的是飲食攝取狀況與營養狀況並非完全相同，因爲營養狀況並非僅受個人進食情形的影響。

三、營養評估工具

進行營養評估前可先作營養篩檢，來找出個體是否有營養問題或是營養不良的高危險群。近年來發展出兩種不同型態的營養篩選模式：一是Nutrition Screening Initiative (NSI)，是美國於1990年所建立，爲評估篩選營養不良高危險群老人，進而給予營養支持或治療的一項措施，期使美國老人獲得更好的營養照顧 (American Academy of Family Physicians, 1991)。其設計目的主要在喚起大衆對社區老年人營養不良危險性的警覺，並不適用於診斷營養不良 (White, 1992; Posner, 1993; Rush, 1993)；另外是Subjective Global Assessment (SGA) (Detsky, 1987; Desky,1994) 及Prognostic Nutrition Index (PNI) (Buzby, 1980; Dempsey & Mullen, 1987)，主要用來篩檢住院病人營養不良的危險性。

Guigoz等人發展出一套簡單又快速可評估老人營養狀況的工具，即迷你營養評估表 (Mini Nutritional Assessment, NNA)，優點爲可信的量表、準確的定義可判斷營養狀況、適合一般訪視員使用、收集資料不易有誤差、可適用於病患及花費較少 (Kane & Kane, 1981)。

老人各種營養素攝取是否足夠是評估老人營養狀況一項非常重要的指標，但由於老人各項生理機能的衰退，問卷的長度以及老人是否有能力理解和回憶，常是問卷設計上的一大問題（陳曉蒨，2003）。

(一)The Mini Nutritional Assessment (MNA)

MNA爲1994年於法國發展完成，適用於判斷老人營養狀況的營養評估量表，其目的是希望藉此工具篩選出營養不良的高危險群，以盡早予以營養支持而恢復營養狀況，使用方便，可由一般照護者與醫護人員使用。MNA這套工具在體位評估部分需要秤量體重及進行幾項體位的測量及計算的技巧，它的費時與技巧的要求並不適合臨床或社區的機構用來進行常規的營養狀況評估。

迷你營養評估表是由簡單的測量及問卷組成，共有18個項目，可以在15-20分鐘內完成評估。它包括四個主要部分（引自Gutgoz, 1996）：(1)體位測量（含身高、體重與體重變化情形）(2)整體性評估（含生活型態、藥物使用及行動力）(3)飲食問卷（含進食餐次、食物與液體攝入量及用餐獨立性）(4)自我評估（含自覺性的健康與營養狀況）。其總分爲30分，依照評分的高低，可分(1)營養狀況良好 (Well-nourished)：24分（含以上）(2)具有營養不良的危險性 (At risk of malnutrition)：17-23.5分(3)營養不良 (Malnutrition)：17分以下等三個不同範圍。

(二)The Determine Your Nutrition Health Checklist (NSI Checklist)

Nutrition Screening Initative (USI) 爲篩選營養不良高危險群老人，進而給予營養支持或治療的一種措施 (American Academy of Family Physicians, 1991)，其特色爲具有應用性、經費支出少及容易實施，包括十項有關飲食行爲的題目，可以篩檢出老人營養狀況的危險因子 (White, 1994)，且能作爲高危險群老人未來失能及精神性問題的指標 (Boult, 1999)，其評分方式爲：(1)0-2分：營養良好(2)3-5分：具有中度營養不良(3)6分及以上：重度營養不良。

NSI Checklist並非用作臨床診斷營養狀況的工具，設計者目的是爲增加老年人對於影響營養因素的了解，提醒照護者注意營養方面的問題，並可讓醫護人員了解現況以進入正式的篩選評估程序。

(三)SGA量表

SGA以臨床醫療史（體重變化、飲食攝取改變、腸胃症多於兩週以上、腸胃功能改變）及身體檢查（皮下脂肪流失、肌肉耗損、踝水腫、腹水）爲主，並不包括生化檢驗值，近年來在醫院中較通用。SGA的評估方式爲將病患分爲營養狀況良好、輕度營養不良及嚴重營養不良三個等級。

(四)PNI量表

PNI包括血清白蛋白、血清運鐵蛋白、三頭肌皮脂後度及延遲性過敏反應等項目，用來評估住院病人營養不良的危險性。

四、其他營養評估工具

英國Nutrition Advisory Group for Elderly People (1992) 發展出一套適用於讓社區照護工作者來評估老年居民營養狀況的營養評估模式，這套模式詢問一般的問題，如飲食習慣、體重變化情形、補充劑及通便劑的使用和四個營養素的缺乏狀況（鐵、維生素C、鈣、維生素D、纖維素），每個部分都有關於如何採取適當的行動來改進攝取情形的建議，但這套營養評估模式的信度及效度尚未被建立。

丹麥與挪威所使用的NQE (Nutrition Questionnaire for Elderly) 僅含8個飲食攝取的問題，包括「每週吃幾次馬鈴薯」、「每天喝幾杯牛奶」、「多久吃一次水果或喝一杯果汁」、「多久吃一次蔬菜」、「多久吃一次麵包」及「是否每天吃維生素及礦物質的補充劑」，卻能偵測出老人在熱量、鈣質、維生素D及維生素C攝取的不足 (Beck & Ovesen, 1999)。

SOderhamn & Soderhamn (2001) 所設計的Nutrition Form for the Elderly (NUFFE) 問卷爲一套新的自我評估簡易工具，包括15個項目，包括飲食歷史、飲食評估及一般性評估三大類。NUFFE是利用評分的方式評估老人的營養狀況，總分爲30分，得分越高者表示營養不良的危險性越高，且經研究指出其用於篩檢老年病人之急性或潛在的營養不良危險性具有相當的信效度 (Soderhamn & Soderhamn, 2002)。

澳洲學者從文獻中蒐集營養篩檢相關問題，利用SGA量表作爲黃金標準進行信效度評估，找出可預測SGA之敏感性及特異性最高的問題組合形成簡易的營養不良篩檢問卷 (Malnutrition Screening Tool, MST)，雖然MST僅有三個問題，包括「最進是否有不自覺的體重減輕清形」、「若有，請問您減輕幾公斤」及「您是否曾失去食慾以致於進食量減少」，再利用體位資料及血液生化值進行效度分析，可篩檢出具營養不良危險性的病人且其敏感度與特異度皆達93% (Ferguson, 1999)。

英國學者發展一套針對醫院病人在入院時的營養篩檢問卷 (Nutrition Screening Tool, NST) 進行信效度評估，研究利用身體質量指數、上臂圍、過去三個月之體重減輕百分比及飲食營養素攝取情形當作營養狀況的評估指標，發現利用小於上臂圍15th百分位當指標時，其敏感性為82%及特異度為86%，且經信效度研究後亦指出其為一可信又有效的的營養篩檢問卷 (Burden, 2001)。

Laurence (2001) 等人發展出一套Short-Form MNA，只有MNA中約六項問題（過去三個月內體重減輕情形、是否獨居、每天服用三種以上藥物、精神性問題、乳製品等食物攝取及液體攝取情形），可減少時間及訪員訓練的需要，還保有原先NMNA診斷的準確性，簡單且適用於普及性的營養評估 (Laurence, 2001)。

五、老人飲食現況相關研究

美國老年人口有40%屬於營養不良，主要的營養問題包括蛋白質熱量營養不良、缺鐵性貧血、體重過重或肥胖症以及維生素或礦物質的不平衡 (Gupta, 1988; McCool ACm, 1993)，一般在探討老人營養問題時，常將焦點放於營養不足上。

營養不良對高危險族群，如虛弱的老人而言，一直是個嚴重的問題，不當的熱量及維生素攝取狀況常見於居家、行動不便或機構中老人身上 (Johnson, 1995)。許多老人有不當的營養攝取，以致易感染慢性疾病或性命威脅的疾病 (U.S. Department of Health and Human Service, 1992)，約有80%的老年人口可藉由提供適當的飲食攝取來達到改善慢性疾病的狀況 (Dwyer, 1994; Ponsner, 1993)。

㈠營養素之攝取

1. 總熱量

Abbasi與Rudman (1994) 指出，美國約有三分之一的社區老人熱量攝取低於RDA，女性老年人的熱量攝取低於男性（引自Itoh & Suyama, 1995; Hollingsworth & Hart, 1991; McIntosh et al., 1990; Learner & Kivett, 1981）。Schmuck等人 (1996) 指出住院的60歲以上女性患者平均一天熱量攝取為1950kcal；而張瑄筠 (2003) 則

發現女性平均熱量攝取爲1320kcal（張瑄筠，2003）。

國內研究發現男性老年人每天平均攝取熱量1833大卡；女性老年人平均攝取熱量1477大卡（引自潘文涵等人，2002）。陳曉倩 (2003) 研究指出每日平均熱量攝取情形，男性爲1821.4±483.7大卡，女性爲1358.7±394.2大卡。亦有研究表示活動正常與失能男性老人平均每日熱量攝取分別爲1913±599.89卡及1421.84±471.45卡；活動正常與失能女性老人熱量攝取則分別爲1569±359.09卡及1220.79±55.27卡；相較於國人每日營養素建議攝取量 (RDNA) 發現男性活動功能正常老人熱量攝取較高，女性活動正常老人則符合攝取標準，男性與女性失能老人熱量攝取偏低（張瓊月，2001）。

2. 醣類

男性老年人每天平均攝取醣類240克，攝取量分別佔總熱量的52.9%；女性老年人平均攝取醣類202克，佔總熱量的54.5%（引自潘文涵等人，2002）。整體而言，不論男女醣類攝取比率則偏低。

張瓊月 (2001) 的研究顯示活動正常與失能男性老人平均每日攝取醣類分別佔總熱量的67.10%與48.90%；活動正常與失能女性老人平均每日攝取醣類分別佔總熱量的61.28%與51.90%。相較於國人每日營養素建議攝取量 (RDNA) 發現男性失能老人與女性失能老人之醣類攝取量均偏低。

陳曉倩 (2003) 的研究則發現男性老人攝取醣類244克，平均攝取量佔總熱量53.7%；女性老人攝取醣類174克，平均攝取量佔總熱量51.3%z 2

3. 蛋白質

男性老年人每天平均攝取蛋白質76克，其中蛋白質攝取量佔總熱量的16.7%；女性老年人平均攝取蛋白質61克，佔總熱量的16%（引自潘文涵等人，2002），雖然女性老年人的蛋白質攝取低於男性（引自Itoh & Suyama, 1995; Hollingsworth & Hart, 1991; McIntosh et al., 1990; Learner & Kivett, 1981），但整體而言，不論男女，老年人的蛋白質攝取比率偏高。

而張瓊月 (2001) 的研究顯示，活動正常與失能男性老人平均每日攝取蛋白質分別佔總熱量的12.48%與16.60%；活動正常與失能女性老人平均每日攝取蛋白質分別佔總熱量的13.84%與16.54%。相較於國人每日營養素建議攝取量 (RDNA) 發現男性活動功能正常與失能老人、女性失能老人之蛋白質攝取量均偏低，女性活動正常老人則符合攝取標準。

陳曉倩 (2003) 的研究則發現男性老人攝取蛋白質70克平均攝取量佔總熱量15.4%；女性老人攝取蛋白質55克，平均攝取量佔總熱量16.3%。

老人常由於食慾、消化力的降低與牙齒問題，常對高蛋白食物望之卻步，所以常無法攝取足夠需要量，可以軟爛的高蛋白食物代替，如碎肉、奶製品等（梁文薔，2003）。

4. 脂肪

男性老年人每天平均攝取脂肪61克，分別佔總熱量的30.4%；女性老年人平均攝取脂肪48克，佔總熱量的29.1%（引自潘文涵等人，2002）。整體而言，不論男女，老年人的脂肪攝取比率接近建議上限。

而張瓊月 (2001) 的研究顯示，活動正常與失能男性老人平均每日攝取脂肪分別佔總熱量的24.37%與29.59%；活動正常與失能女性老人平均每日攝取脂肪分別佔總熱量的29.07%與29.59%。

陳曉倩 (2003) 的研究則發現男性老人攝取脂肪65克，平均攝取量佔總熱量32.0%；女性老人攝取脂肪51克，平均攝取量佔總熱量33.6%。

5. 維生素

由National Health and Nutrition Examination Survey Ⅲ的研究調

查顯示，美國老年人與其他年齡層相較，其維生素E與維生素B_6的攝取量低於每日飲食建議量（引自Alaimo, 1994）。而Abbasi與Rudman (1994) 指出，美國約有二分之一的社區老人其維生素攝取低於建議量，Grotkowski與Sims (1978) 則指出老年人維生素B_1、維生素C及維生素A的攝取普遍較低；女性老年人的纖維素、維生素C、維生素A的攝取量較男性多，且女性也攝取較多的營養補充品（引自Itoh & Suyama, 1995; Hollingsworth & Hart, 1991; McIntosh et al., 1990; Learner & Kivett, 1981）。

國內研究發現維生素B_6與維生素E的攝取量均不及建議量（引自潘文涵等人，2002），亦有研究指出男女維生素E攝取量上並無差異（張瑄筠，2003），調查指出有63.1%的老年人有攝取營養補充劑，加上營養劑的補充發現大多數老年人的維生素E之平均攝取量均已達建議攝取量之上（張瑄筠，2003）。

由血液分析，臺灣老人有16.3%的老人爲維生素B6缺乏，其中男性佔19.3%，女性佔12.7%，年齡越大，缺乏的比率越高，80歲以上的老人缺乏比率超過26%，中部地區的男性老人缺乏比率更高達33%，食物的選擇不當是造成臺灣老人維生素B6攝取量偏低的原因（魏燕蘭，2003）。陳曉蒨 (2003) 則研究發現男性老人維生素E攝取平均8.4±5.4mg，女性6.0±3.7mg；男性老人維生素B_6平均攝取1.2±3.0mg，女性0.9±0.3mg；老年人的維生素B_{12}平均攝取2.2±1.1mg，但DRI's低。

6. 礦物質

Abbasi與Rudman (1994) 指出，美國約有二分之一的社區老人其礦物質攝取低於建議量，Grotkowski與Sims (1978) 收指出老年人在鈣的攝取普遍較低；雖然女性老年人的鐵、鈣攝取低於男性，但在鎂的攝取量卻較男性多（引自Itoh & Suyama, 1995; Hollingswcrth & Hart, 1991; McIntosh et al., 1990; Learner & Kivett, 1981）。

由National Health and Nutrition Examination Survey Ⅲ的研究調查顯示，美國老年人與其他年齡層相較，其鋅的攝取量低於每日飲食建議量（引自Alaimo, 1994）。Villarino Rodriguez等人(2003) 研究亦指出65-98歲間的老年人，其平均鋅的攝取量低於建議量的61%；而在Ionnalagassa與Diwan的研究中也發現年齡大於45歲者其鋅與銅的攝取量均低於飲食建議攝取量的2/3。

根據老人營養調查結果顯示，臺灣地區65歲以上男、女的鎂攝取量分別約爲250mg與216mg，男性鎂攝取量高於女性，而各地區老人飲食，鎂的攝取量男性爲202-33lmg間，女性在173-264mg間，以北部地區攝取量較高，山地最低，但各地鎂平均攝取量均未達建議攝取量標準（高美丁，2003）；而根據第三次國民營養健康狀況變遷調查顯示，非機構的老年男性人口中缺鐵率爲13%，女性爲9.8%，鈣雖已達到RDNA (Recommended Daily Nutrient Allowances) 的建議量，但與DRI (Dietary Reference Intakes) 建議比較則仍不足（引自潘文涵等人，2002）；而陳曉蒨 (2003) 的研究指出男性老人鈣質平均663.2±356.6毫克，女性597.5±274．2毫克，與DRI'S之攝取量1000mg相比仍爲不足。

男性食物攝取量普遍較女性高，因此食物中鋅、銅、硒的攝取量相對也較高，且有63.18%的老年人有攝取營養補充劑，加上營養劑的補充發現大多數老年人的鋅、銅之平均攝取量均已達建議攝取量之上（張瑄筠，2003）。

7. 食物攝取量

民國88-89年老人營養健康狀況調查結果指出，國內老年人平均每天六大類食物的攝取現況爲：男性老人每天平均攝取11.7份主食類（相當於3碗飯）、3份油脂類（烹調用油）、5.4份蛋豆魚肉類、0.8份奶類、2.9份蔬菜以及1.4份水果類；女性老人則每天平均攝取9.7份主食類（相當於2.5碗飯）、2.5份油脂類、3.9份蛋豆魚肉類、0.9份奶類、2.9份蔬菜以及1.1份水果類（引自潘文涵、張雅惠、葉文婷、洪永泰、張新儀，2002）。整體而言，我國老年人五穀根莖類、蔬菜類、油脂類的攝取量大致符合或接近衛生署之建議量，然而蛋豆魚肉類的攝取量則超過建議量，水果類則低於建議量，若就性別而言，男女性在蔬果類的平均攝取量是相同的，奶類則是女生高於男生，至於五穀根莖類、油脂類、肉類、水果類則均爲男性高於女性（李雅雯，2002）。另有研究指出每日蔬菜攝取頻率女生多於男性，每週肉、肥肉、蛋、油炸品及茶攝取頻率男生大於女性，與第三次全國營養調查結果相較，發現禽畜類肉類頻率較少，而魚肉攝取頻率較多，但油炸品則偏高了許多，蔬菜攝取類則皆偏低，顯示老人對油脂攝取偏高、纖維質攝取偏低（許慧雅，2003）。

老年人飲食原則：

⑴每日攝取約需1.1g，一位60歲以上的老人，可以簡單估計蛋白質日需要量爲體重磅數的一半（梁文薔，2003）。

⑵每日攝取以40-50g爲宜，且以不飽和脂肪爲主，如橄欖油、玉米油。

⑶依老年人疾病攝取或限制飲食內容。

8. 營養補充劑

由美國第一次及第二次全國健康營養大調查、1986年美國全國健康訪問調查及其他一些針對老人的研究等，得知營養補充劑的使用與某些老年人的特質相關。如：一般女性的服用比率高於男性、年齡越長者服用比率越高（季平，1992）。

根據第三次國民營養健康狀況變遷調查顯示，65歲以上人口在服用補充劑及吃素的比率皆爲成年人口之冠，補充劑使用者服用所謂「健康食品」或「機能食品」的比率高於未使用者，可能與使用者較爲重視健康有關，亦較相信這些「營養補充劑」對身體有所助益，且喜愛藉由服用營養補充劑的方式，達到身體保健之目的。臺灣老人服用膳食補充品的比率是在男性爲30.1%、女性爲34.9%，顯示女性服用膳食補充品的比率高於男性，北市直轄市、教育程度高、個人每月收入高與自覺錢足夠使用的男女服用膳食補充品的比率均較高（陳師瑩，2003）。在社區方面有服用者約33.2%，而機構中的服用比例爲42.8%，有服用維他命或礦物質的比例在社區與機構中則分別爲30.5%及38.9%（戰臨茜，2000）。

各類膳食補充品則以「維生素」最受青睞，但服用者並無補充品安全劑量的使用觀念，疾病營養相關知識成績越高的人，越傾向選擇服用膳食補充品，這些人具有強烈的健康意識與較高的健康需求，卻未必具有正確的飲食營養相關知識（陳師瑩，2003），尤其對老年人對飲食與疾病的關係和各食物的需要量不了解，卻又普遍認爲應每天吃補充劑與補品（林薇，2003），部分老人容易受到誇大的廣告影響，購買服用成分不明的食品、補品或成藥，期望藉以維持健康活力和預防疾病（戰臨茜，2000）。健康及飲食均衡者實不需再額外服用補充劑，許多健康、機能食品之功效也未獲得科學研究證實，建議老年人若想眞正擁有並保持健康，應從平時養成飲食均衡、生活規律、做運動的習慣，而非一味依賴各種營養補充品或藥物（季平，1992）。

六、老人飲食型態

Grotkowski與Sims (1987) 指出老年人常有少食 (undereating)、過食 (overeating) 及單調飲食的情形。Horwath (1992) 發現隨著年齡的增長，老年人的飲食習慣會有所改變，最常見的改變包括減少紅肉、蛋、油炸及高脂食品的攝取，並增加蔬菜、雞肉及魚肉攝取，並以多元不飽和脂肪酸含量較多的用油取代飽和脂肪含量較多的烹調用油。

戰臨茜 (2000) 在老人飲食行爲量表調查中發現，有37%的老人不喝牛奶，5.6%不吃肉類食物，10.4%不吃豆製品；而各類食物每天至少攝取一次的人口比例分別是：牛奶41.7%、肉類食物65.6%，豆製品30%，平均每週攝取牛奶3.9次，肉類食物3.8次，豆製品每週4.4次，蔬果食品5.4次。

李雅雯 (2002) 在老人飲食品質研究中指出，老年人的飲食現況爲：㈠在飲食禁忌行爲方面，約有五成左右的老人持有四種以上的「傳統飲食禁忌」，其次爲對於「高脂高膽固醇食物」的禁忌；約有六成的老人對於「醃漬發酵物」與「高澱粉高糖」兩類食物並不禁口。㈡在餐點規律性方面，多數老年人三餐用餐情形相當規律，但並沒有規律食用點心宵夜的習慣。老年人在五穀根莖類食物及蔬菜類食物的飲食攝取較符合建議頻率，較少攝取市售含糖飲料及糖，但在蛋豆魚肉類中，豆類及家禽、家畜類攝取頻率偏低，奶類及水果類的攝取頻率更是不足，多數老年人的飲食品質極差，與每日飲食對五大類食物的建議量，以及國民飲食指標中「少油、低鹽」原則有關的飲食習慣，仍有很大的差距。

許慧雅 (2003) 研究則指出，老年人吃鴨雞時連肥油或皮一同食用者佔58%，吃肉類時連皮或肥油一同食用者佔52%，肉類烹調方法以油、煎、炒爲主，佔了36%，吃蔬菜用炒的佔了81.5%，且女性較男性吃炒的蔬菜要多，吃飯使用滷汁或菜汁拌飯者佔20%，其中男性使滷汁或豬油拌飯比例明顯高於女性，顯示老年人偏向高油脂攝取，與肥胖比率高有相當關係。

王素梅 (2004) 的研究則發現，高齡者（65歲-75歲）三餐進食率高且穩定，點心與宵夜食用比例極低，備餐者主要爲自己，其次爲外食或由配偶親友製備。雖然飲食習慣多數葷素不拘，但與其他年齡層相較，可發現素食者比例大幅提升，三餐固定且少吃零食，較少使用加工食品，有八成的高齡者曾經從居家或居所外出購買餐時，且對於餐食福利利用的比例較低。常使用的十大食用率之加工食品，排除米、麵條、蛋、油及調味品，包括：盒裝豆腐、麵筋罐頭、一般奶粉、鮮乳（含調味乳）、醬菜罐頭與月餅、香腸、包裝水、魚罐頭（鰻、鮪魚、鯖魚）、一般餅乾。日常飲食最注重的項目爲「多吃蔬果」、「多喝水」、「三餐營養均衡」、「多吃魚」、「少吃肉」，女性老年人對於飲食保健概念均較男性老人略高，尤其在「少吃肉」方面。對日常飲食最擔心的項目為「油脂太多」、「鹽分太多」、「農藥抗生素殘留」、「防腐劑太多」、「營養不均衡」，整體而言，女性老年人對於飲食憂慮略高於男性老人。

大多數老人每天至少進食兩餐，也都攝取蔬果，但在奶製品的攝取方面，有近三成很少攝取，而每日水分攝取在3-5杯者佔34.98%，6-8杯者佔40.74%。在處方用藥方面有超過半數以上的老人其服藥量多於3種，除了機構固定提供的三餐飲食外，有八成的老人有額外補充食物，如：果汁飲料類、雞鴨魚肉類、蔬菜水果類及營養補充劑等。

七、老年人飲食行為影響因素

大多數的人體功能都會隨著老化現象而下降，以至於發生退化性疾病的頻率增加；也因老化的過程，包括內分泌、腸胃系統、腎臟及肌肉改變等生理變化情形，使得人體利用營養素的能力降低，而影響營養需求 (Wahlguist et al., 1995; preittzer & Snyder, 1974)，而影響健康的許多因素中營養是相當重要的一個因子。適當的營養攝取可減緩或阻斷老化與疾病的產生，保有良好的身心狀況與生活品質 (Chernoff, 1991)，所以良好的飲食習慣對於許多急慢性病的預防與治療是相當重要的。且老人還會被慢性病及長期使用藥物所影響，因為它們有時會對營養素的吸收產生干擾作用。然而，要診斷出營養不良的情況，需要建立營養狀況的標準才有辦法測量並進行判斷。而且利用生化檢驗值或臨床診斷來單獨判斷營養缺乏狀況也不盡理想 (Exton Smith, Department of Health, 1972)。

由於受到老化造成的生理變化、社經狀況的改變、慢性病的發生、藥物的使用及行動力降低等相關因子的影響，老化人口容易有營養不良狀況發生 (Morley, 1995)，而且很難將營養不良和因老化引起的變化區分開來，若未及早診斷，則容易發生健康衰退或死亡的情況。然而營養及老化過程的交互作用仍不甚清楚，老人之慢性病失能及營養相關問題會隨老化而不斷增加 (Schlienger et al., 1995)。

Rudell (1979) 及Jacoby (1978) 認爲老人的食物選購與攝取行爲，會受到營養知識與態度、生活型態（社區／機構、獨居）、健康狀況（生理限制、藥物使用及慢性病）、人口特性（性別、文化、種族、收入、教育程度、地理環境）、產品特性（價格及方便性）與對食物喜好度的影響。而個人的飲食行爲會形成其特有的飲食模式，進而影響營養攝取的均衡性（戰臨茜，2000）。將國內外諸多關於老人營養行爲文獻整理如下：

(一)性別

Vincent (1998) 等人研究發現女性吃晚餐的次數隨著年齡增加而減少，Steele et al (1991) 研究指出有工作的男性比退休的男性攝取較多的奶油、新鮮水果和蔬菜，男性老年人對於高脂、高膽固醇食物較不忌口（李雅雯，2002）。

Femyhough (1999) 等人的研究發現，在六年的追蹤期間，男性的熱量攝取降低，而每月的平均肉類攝取，男性與女性各減少5份和4份，女性執行健康的飲食行爲較佳；女性的營養相關行爲得分則高於男性，性別是影響營養態度與行爲的主要變項之一（魏燕蘭，1998）。

許多研究指出男女性別與飲食型態有關，如Millen (1996) 發現男性較喜歡肉類與酒類，女性較喜歡蔬菜、甜點、飲料，77%的男性與93%的女性每日纖維素攝取少於30g，男性與女性每日攝取食物均以肉類爲主，鈣、鎂、鉀、維生素C、維生素A女性攝取高於男性，鈉的攝取以男性高於女性；Mirfalt (1997) 指出男性易屬於肉類及清涼飲料型，女性傾向屬於麵食型；Beaudry (1998) 研究指出男性傾向屬於高熱量飲食型，女性傾向屬於傳統型與健康型。

在飲食的多樣性方面，女性較關心營養及健康，較講究飲食，且較能接受新食物（引自Horwath et al., 1999），且女性老人較男性老人更能維持多變化且營養均衡的食物選擇（引自Krondl et al.,

1982）；于漱、林笑、魏燕蘭與林宏達 (1999) 針對台北市北投區居家老人進行調查則發現男性老年人的飲食行爲較女性差。

在飲食喜好方面，吉田繁子等人 (1987) 指出男性老人厭惡的食品數量較女性多，這可能受到男性較易坦率表達好惡，而女性常壓抑自己的喜好，並接受較多種類的食物。女性老人較喜歡酸的以及較不甜的食物（引自Laird & Breen, 1939；吉田繁子等人，1987），男性老年人飲酒的比例較女性高（引自Side et al., 1991）；此外男性老人可能基於處於家中的地位，故食用葷食的比例較女性老人高，而女性採取減肥餐、蔬菜餐等特殊飲食的比例較高，且容易受食品標示資訊影響購買（引自Vetter et al., 1991），有研究亦指出肉類攝取頻率以男性高於女性（戰臨茜，2000）；Prothro等 (1999) 的研究結果顯示與女性相比，男性攝取較多的肉類、蛋、乳品及澱粉類食物。

㈡年齡

Fischer, Crockett, Heller與Skauge (1991) 發現年輕老人在牛奶、起司、麵包、烘焙製品、蔬菜及豆類、油脂類等食物類別有較佳的食物選擇，年長老人則是在肉類食物方面有顯著較佳的食物選擇；而McIntosh等人 (1990) 則發現年紀較大的老年人攝取較多的維生素B群、鈣、維生素D等營養補充品。

Vincent (1998) 等人研究發現45-64歲民衆的奶類攝取率偏低，高鈉食物、高膽固醇食物及茶類攝取偏高；含糖飲料隨著年齡增高而遞減。Femyhough (1999) 等人的研究發現，在六年的追蹤期間，年齡則非影響營養攝取的指標，整體而言，年齡在針對老人營養狀況的研究中並無一致的結果（戰臨茜，2000）。

Kamimoto等人 (1999) 的研究指出隨著老人年齡增加，攝取蔬果類不足的人口比率是逐漸減少的，這與營養知識隨著年齡增長有關。

王瑞蓮等人 (1995) 的研究指出，年齡大於60歲的人中，有13.7%的人使用特殊補充品，而使用的商品數最高可達7種。徐毓秀 (1995)

針對45-64歲民衆的研究也指出年齡越高且已婚者，會攝取較多的高膽固醇食物。在高脂、高膽固醇禁忌行爲方面，年紀較大的老年人對於此類食物較爲禁忌（李雅雯，2002）。

㈢居住地與族群

許多鄉下老人受到交通問題的限制，較不頻繁的購物次數，可能是導致老人較少攝取牛奶及其他容易腐壞食品攝取的原因（引自Sherwood, 1973）；都市老人較爲傾向在鄰近小雜貨店購買食物，爲了方便性而花費較高的價格，整體購物能力及選擇的變化性降低（引自Howell & Loeb, 1969），另外對治安不良的恐懼，也可能是影響都市老年人購物型態的原因之一（引自Sherwood, 1973）。

McIntosh et al. (1990) 指出都市老年人較鄉下老年人服用較多的營養補充品；Side et al. (1991) 則發現都市老年人的熱量與營養素攝取較高，且攝取較多動物性食物及水果，喝新鮮牛奶的比例也較高，鄉下老人以喝奶粉沖泡的牛奶居多。

徐毓秀 (1995) 針對45-64歲民衆的研究指居住於都市地區者會攝取較多的高膽固醇食物（林姿伶，2001）。而在牛奶攝取頻率方面，大陸省籍高於閩南人；肉類攝取頻率以居住在台北市的老人多於其他縣市；豆製品的選取次數爲閩南人高於大陸省籍，台北縣及桃園縣高於基隆市；蔬果攝取率爲台北市高於台北縣（戰臨茜，2000）。

原住民、居住於山地地區、東部地區或澎湖地區其飲食品質較差；在高脂、高膽固醇禁忌行爲方面，大陸各省市、居住於澎湖地區的老年人對於此類食物較爲禁忌，而本省客家人與原住民、居住於客家村、山地與東部的老年人對於高脂、高膽固醇食物較不忌口；在醃漬發酵物禁忌行爲方面，大陸各省市、居住於澎湖地區對於醃漬發酵物較爲忌口，而本省客家人、居住於鄉村、客家與東部地區的老人對於醃漬發酵物較爲不忌口；在高澱粉高糖禁忌行爲方面，大陸各省市及居住於澎湖地區的老年人對於這項食物較爲禁忌，而原住民、山地地區的老人較不禁忌；在三餐及點心宵夜規律性方面，原住民、居住於山地地區的老人三餐較不規律；至於食用點心宵夜方面，大陸各省市較會規律食用，而居住於澎湖地區的老人則無規律食用點心宵夜的習慣（李雅雯，2002）。

㈣教育程度

低教育程度及缺乏營養知識可能會造成營養不良（引自Melnik, Helferd, Firmery, Wales, 1994; Grotkowski & Sims, 1978），然而關於教育程度與老年人營養行爲關係的多項研究卻出現矛盾的結果（引自Weimer, 1999; Templeron, 1978; Todhunter, 1976），研究者指出可能是受到其他的社經特徵混淆教育程度對飲食的影響，因此教育程度並非分辨老人飲食攝取充足性的良好指標（引自Learner & Kivett, 1981）。

亦有研究支持教育程度越高者，會有較好的飲食概念，如：教育程度越高者對於醃漬發酵物較爲忌口、飲食較規律（李雅雯，2002）；或是牛奶攝取頻率，學歷在初中以上者高於小學及不識字者，肉類攝取頻率以小學識字者優於不識字者（戰臨茜，2000）。

㈤社經地位

經濟因素是扮演食物選擇的重要因素，亦與營養狀況有關（引自Blanciforti, 1981; Carroll, 1983）。當經濟來源成問題時，常會有營養攝取不當的情形，美國老年人約有四分之一是處於貧窮的狀態（戰臨茜，2000）。

許多研究者指出老年人營養攝取的品質與其經濟狀況關係密切，收入較低者食物選擇性較少，故貧窮是造成老年人營養不良的普遍原因（引自Natarajan et al., 1993; Posner, Hette, Smith & Miller,1993; Ryan & Bower, 1989; Davis et al., 1985; Schafer & Keith, 1982）。收入不足的老年人在熱量、鈣質、維生素A及各項其他營養素的攝取量較低（引自Learner & Kivett, 1981），缺乏金錢者與飲食缺乏者（蛋白質、維生素A、維生素C、維生素B1或鈣，任一營養素攝取低於75% RDA者）之間有顯著相關，顯示低社經地位的老年人營養攝取狀況較高社經地位者要差（引自Posner, Jette, Smith, Milller, 1993; Ryan & Bower, 1989）。

金錢越足夠、飲食越便利者有較好的飲食品質，其三餐較為規律（李雅雯，2002）；Prothro等 (1999) 的研究結果顯示與黑人相比，白種人會攝取較多的水果與乳品，並有較充足的金錢可購買食物；Steele et al (1991) 研究指出有工作的男性比退休的男性攝取較多的奶油、新鮮水果和蔬菜，徐毓秀 (1995) 針對45-64歲民眾的研究也指從事服務業者會攝取較多的高膽固醇食物（林姿伶，2001）。

獨居或未與家屬同住者常多為貧窮者（引自Roe, 1989），有些獨居老人因為只有自己一人，同時為了省錢，常常菜式單調且一菜多餐食用，幾乎很少攝取新鮮的食物（戰臨茜，2000）。居住環境會影響老年人的社交、資源及資訊來源，因此不同居住環境下的老人通常會有不同的飲食行為（引自Learner & Kivett, 1981）。

社區老人的研究也指出，社經地位是影響營養知識態度的主要因素之一（魏燕蘭，1992）。但也有研究顯示，對營養知識、態度與行為，並不因家庭社經地位之不同而有所差異（林薇、周麗端，1989；王慧琦，1995）。

㈥資訊來源

營養訊息來源較趨正向的老人則無規律食用點心宵夜的習慣（李雅雯，2002）。亦有研究指出根據調查顯示，老年人的營養資訊來源主要為推銷員與推廣班、聽演講（據了解主要是一些產品銷售說明會），在老人普遍認為應每天多吃些補充劑與補品的情況下，不禁令人擔心老年人受到不實廣告誤導，而購買一些無益身體甚至有害健康的產品（林薇，2003），另外，研究發現正向營養訊息來源較多及咀嚼困難者，其飲食品質較差，原因可能受到營養訊息來源多為營養師、醫師、護士，在臺灣往往多為患病者方會運用這方面的醫療資源，故正向營養訊息越多的老年人，也可能患有某種疾病或健康狀況較差，進而影響飲食品質（李雅雯，2002）。

㈦社會支持

一般而言，家人、親戚、子女、朋友及鄰居等共同組成老人之社會資源，社會支持對老人身體功能及心理方面均有正面影響，研究發現與親友、社區間維持親密關係，有助於提升生活品質及食物攝取量，其壓力、疾病或死亡率較低 (Harel & Deimling, 1984; Schoenbach, 1986; White, 1994)。

社會互動對於老年人的活力、生活滿意度、幸福感及營養攝取均有正面的影響（引自Ryan & Bower, 1989）。許多老年人由於獨居或欠缺足夠的社會關係而導致社會隔離，經常獨自用餐使得經常性食物攝取不足、頻繁使用便利食品，由於飲食量與攝取食物類型減少，可能因此營養缺乏。Fanell與Stevenhagen (1985) 指出與他人同住的老年人飲食較富變化，而Grotkowski與Sims (1978) 則發現與他人同住的老人有較高的niacin、維生素C、thamin及蛋白質攝取。用餐時增加社交活動有助於老人飲食攝取 (Hansson, 1978; se Castro, 1990)。獨居者特別是男性，和與配偶和他人同住者比較起來，有營養攝取較低情形 (Davies, 1985)。

社會隔離與不良的營養狀況密切相關，家人、朋友、鄰居所提供的社會支持對老年人的飲食品質有正面影響，維生素與礦物質的攝取較爲充足（引自Toner & Morris, 1992; McIntosh & Shifflett, 1984）。有他人陪同用餐有較好的飲食品質；而未與配偶同住其飲食品質較差，如：有他人協助製備餐點及陪伴用餐者對於高脂、高膽固醇食物、醃漬發酵物、高澱粉高糖食物較不忌口、三餐較規律（李雅雯，2002）。Rosenbloom & Whittington (1993) 的調查也指出寡婦與有配偶族群相比，其用餐的次數顯著減少、食慾較差且體重減輕許多。

有些獨居老人因爲僅有自己一人，同時亦爲了省錢，常常菜式單調且一個菜吃數餐，幾乎很少攝取新鮮的食物（戰臨茜，2000）。Prothro等 (1999) 的研究結果顯示與人同住者會有較多的肉類及點心攝取，每週的食物量亦多於獨居者。

另外，沮喪和社會關係孤立者營養攝取不足的比率較高（引自Rao; 1975; Lickniskar, 1988）。社會支持的破壞，如退休、配偶的死亡、朋友的老去等，已經被證實會造成老年人口的沮喪症狀，其主要特徵之一爲「失去食慾」(Palinkas, 1990; Wade, 1994; Newbern & Krowchuk, 1994)。沮喪與老年人的體重減輕是具有關聯性的 (Thompson & Morris, 1991; Morley, 1998)，有些人退休後會失去自我價值感，有些則失去伴侶或是遠離小孩，生活與感情上的寂寞和憂鬱會影響飲食習慣，特別是鰥寡者，在生活的次序、食物的準備和攝取方面，易發生紊亂而影響健康（引自Rosenbloom & Whittington, 1993; Tiven, 1971）。

飲食對於老年人而言，不單單是生理上的需求，更是一種社會及心理活動，食物是許多老人的社會生活中心，而社會隔離經常是引發老年人對食物失去興趣及飲食不充足的導因，強烈社會聯繫的充實人際關係，能去除精神上的不安與孤獨感，與其他人一同用餐能增進老人的進食動機，使其有較佳的飲食品質及更高的飲食滿意度（引自Rolls, 1994; Walker & Beauchene, 1991；足立蓉子，1977; Krondl et al., 1982; Learner & Kivett, 1981; Tiven, 1971; Grotkowski & Sims, 1978; Rao, 1975; Weinberg, 1972）。

㈧生理狀況

老化伴隨著許多生理變化，包括口腔健康、體組成及感官功能的退化都與老人之營養不良有關 (Morley, 1997)。

1. 口腔生理

研究指出老化會造成唾液分泌液減少、黏膜萎縮及味蕾的數目減少 (Cooper, 1959; Massler, 1986)，並減少味覺神經與嗅覺神經，因而影響到食慾及食物攝取狀況 (Hickler, 1984; Bartonshuk,

1989; Bowman & Rosenberg, 1983; Bawz-Francesehi & Morley, 1999)。約有70%的老人有唾液分泌不足的問題，且明顯影響進食，造成進食不易吞嚥的情形（引自Davis & Sherer, 1994）。一般認為老年人易有不良的口腔健康，會降低老年人的進食量，而影響老年人的飲食品質（引自Learner & Kivett, 1981；沈永嘉，1998；劉樹泉，1991），年紀越大，掉牙或無牙的情況越多，使得食物無法充分咀嚼，不易吞嚥，老人減少高纖維蔬果類攝取，而影響排便及維生素C、葉酸的攝取；或是減少肉類攝取而減少良好鐵質來源（戰臨茜，2000；許慧雅，2003），裝假牙雖可改善咀嚼情況，但仍降低75-85%的咀嚼力，因此會偏向選擇富含碳水化合物的食物減少咀嚼，相對引起蛋白質、礦物質、維生素的缺乏（鄭佩玲，1995）。若有嘴痛、咀嚼或吞嚥困難、不良假牙、口乾或其他可能造成進食不舒服的狀況都是營養不良的危險因子 (Saunders, 1997)。可知口腔健康與營養狀況相關性相當高 (Henshaw & Calabrese, 2001)。

老人對甜味及鹹味的敏感度會下降，對酸味及苦味的敏感度會提高 (White, 1999)，容易有營養缺乏症或神經炎（引自Martin, 1991）。但亦有研究指出，不良的口腔健康不盡然會完全妨礙飲食的充足性（引自Guthrie et a., 1972; Davidson, 1962），口腔健康不良反而能促使老人攝取較軟、或醣類含量較高的食物，並降低不易咀嚼食物之攝取（引自Martin, 1991; Horwath, 1989; Davidson, 1962）。老年人喜歡食用碳水化合物的食物，因為便宜、易咀嚼、不需費時製備；青菜需要費力咀嚼故食用均少（鄭佩玲，1995）。

2. 味覺與嗅覺

味道或感覺到的特別風味是決定老年人飲食最強的驅動力，營養的食物必須有讓人接受的風味才能為人所食用（引自Krondl; et al., 1982）。老年人的味蕾發生退化，通常在60歲時已經減退了一半（引自長庚醫訊雜誌，1994），80歲時就只剩下30歲約三分之一（引自林天送，2000），味覺的減弱使老年人口味加重，容易攝取過甜或過鹹的食物，並對「酸」味敏感，使食物變得無味且不再具有吸引力，如：有些老年人認爲水果太酸食用較少，因而改變老年人飲食選擇、攝取量及對食物的喜好度（鄭佩玲，1995；戰臨茜，2000；賴正全、朱嘉華，2002；許慧雅，2003）；視覺、聽覺的退化降低了對食物的辨識及進食能力，也減少食物攝取量（引自Schiffman, 1994; Learner & Kivett, 1988；劉樹泉，1991）。

3. 腸胃道功能

老化會改變腸胃道功能，影響食物攝取與吸收，這些改變包括食道蠕動減少、胃酸分泌減少、小腸黏膜表面積減少及消化部位血流減少等，都是導致營養不良的因素 (Mion, 1994)。

老年人在腸胃道方面有許多功能的改變，間接或直接地影響到飲食的攝取及飲食的吸收；而腸黏膜細胞的改變，會影響食物的消化吸收，這些老化造成的便秘或脹氣次數增加所帶來的不適，可能使一些老年人對於自己的飲食做有益的改變，如：牛奶對某些人會出現乳糖不耐或脹氣、產生便秘現象，故老人食用較少牛奶（鄭佩玲，1995），或是增加高纖食物攝取或減少產氣食物攝取（引自Learner & Kivett, 1981）。

4. 肌肉協調與行動能力

老化所造成的神經系統與肌肉協調性降低，可能會降低個人製作餐點時所需的各項製備、混合、攪打或切碎的能力（引自Learner & Kivett, 1981），進而影響了老年人的飲食品質（李雅雯，2002）；研究顯示約有30%的病患手臂的神經與肌肉協調性降低，常常無法輕鬆自如動作，另有20-40%由神經性吞嚥困難而影響進食態度，減少食物攝取量情形（引自Siebens et al., 1986）。在體組成方面老化會使瘦體組織減少，身體脂肪量相對增加。這種肌肉組織因年齡而流失的現象稱爲「少肌症」(sarcopenia)，是直接造成肌肉張力降低的原因 (Evans & Cyr-Campbell, 1997)。功能狀況會隨著年齡增長而減弱，導致老人的營養不良 (Unosson, 1991; Ritchie, 1997)。

5. 心理因素與社會支持

老化也會引起心理因素所造成之食物攝取減少的情形，有學者稱之爲老化厭食症 (anorexia of ageing) (Morley, 1997)。

這種心理性的厭食症更易使老人顯著降低能量攝取且生病時續發營養不良的危險性增加，故有許多營養評估工具將「失去食慾」視爲其中一項評估要點 (Guigaz, 1996; Payette, 1996)。

居住安排亦會影響老年人的飲食品質，且居住安排是辨別老年人各式餐飲型態的重要因子，獨居與不充足的飲食攝取有關，主要影響是減少總能量攝取，而非食物選擇的形式（引自Rolls, 1994; Akin, Guikey, Popkin, Fancelli, 1986; David, Randall, Fandall, Forthofer, Lee & Margen, 1985）。

6. 其他生理變化

感官功能之視覺障礙可能增加跌倒、骨折、生理上依賴及憂鬱的危險性 (Nevitt, 1989; Rovner, 1996; Lord & Dayhew, 2001)。視覺或聽覺障礙可能增加食物準備的難度而影響食物的攝取。隨著年齡的增加，老年人的視力、聽力均不如從前，行動遲緩、慢性疾病的困擾，這些困擾與不被需要的感覺可能藉由抱怨食物、拒食表現出來，亦有人會放任自己食用喜歡的食物（如甜食）（鄭佩玲，1995）。

(九)疾病

自1970年代以後臺灣地區十大死因中，主要死因逐漸由傳染病轉爲慢性疾病。隨著年齡增長，慢性病的發生率越高，有60%的85歲以上老人至少有兩項慢性疾病 (US Bureau of the Census, 1996)。

長期的飲食型態與慢性疾病的發生有關，如糖尿病、高血壓，冠狀動脈疾病、中風、腫瘤、骨質疏鬆、便秘等，這些疾病導致飲食受限制外，也會造成生理改變，減少營養素的消化、吸收，以及增加營養素的排除與需求 (Koehler & Garry, 1993)。研究證實營養對罹病率的重要性 (Millen, 1999)，營養不良會導致較高的罹病率、死亡率與較差的生活品質 (Sullivan, 1991; Michael, 1991; Cederhoin & Jagen, 1993)。

老年人普遍有慢性疾病或不良的健康狀況，這會影響老年人的食物選擇（引自Clarke & Wakefield, 1975）。老年人常為了預防、減輕或治療疾病而服用藥物，而藥物的服用可能影響老年人的食慾、味覺，也可能影響攝取營養食物的代謝與吸收，許多老年人基於健康問題，會針對自己的飲食作修改或限制（李雅雯，2002），Learner和Kiett (1981) 整理各文獻後發現，約有25-43%的老年人會因而採行特殊飲食，楊宗蓉 (2002) 則發現有78.3%的獨居長者會因罹患慢性疾病而改變飲食，改變飲食種類以多吃蔬果最多，其次為吃低油脂飲食。值得注意的是許多老人為了維持身體的健康，在醫院往往會接受治療飲食的安排，然而由於有許多飲食限制的條件下，老年人難以享用或烹製美味的餐食，例如：糖尿病病患必須控制少油、少糖、少鹽的飲食，使得部分老人因而抗拒醫院飲食，若離開醫院營養師的監護下，老年人會隨意減少食物，甚至恢復先前對身體不佳的飲食習慣。

㈩藥物

藥物為慢性病主要的治療方式之一，老人因慢性疾病而長期服藥，因此老人是藥物使用最大族群。藥物會導致味覺與嗅覺改變、厭食及噁心、嘔吐發生 (Carr-Lopez, 1996)，也會影響消化素的消化、吸收、利用及排除，對營養狀況有很大的衝擊 (Kerstetter, 1992; Mion, 1994)。

因罹患多種疾病，所以多數老人服用多種藥物，導致老人成為藥物副作用及藥物引起之營養不良的高危險群 (Varma, 1994; Lyder,

2001)。美國社區老年居民平均用藥數爲2.7-4.2種 (Hanlon, 2001)，而護理之家甚至高達8種 (Beers, 1991)。研究指出10%住院老人有多重給藥 (polypharmacy) 情形 (Larson, 1987; Trunnet, 1980)，此即爲藥物引起之營養缺乏主要原因 (Roe, 1994; Varma, 1994)，且越來越多證據指出多重給藥是老年人營養不良之預測因子之一 (Kerstetter, 19921; Griep, 2000)，Thompson & Morris (1991) 等人發現藥物會造成9%的機構老人體重減輕；國內35.82%的社區老人有長期服藥的習慣（洪等，1991），而機構老人高達74.6%（楊等，1993），此外女性使用藥物的比例高於男性（盧、張和高，1995）。

㈩經濟來源

財務方面的壓力對食慾有負面的影響，食慾不好對飲食攝取也存有負面影響 (Mclntosh, 1989)。經濟上的依賴常見於老人族群。若老人爲貧戶或低收入無法維持生活的話，其營養不良的危險性是相當大的 (Pearson, 1998)。社經地位較高的族群普遍有攝取食物的營養狀況較好的情況 (Gregory, 1990)，老年人口亦同。

Mion (1994) 等人認爲低收入對營養有直接的影響原因是飲食缺乏變化；飲食選擇不當、攝取不當對特殊食物和攝取不當熱量。

㈪行動能力與健康狀態

老人的健康程度會影響飲食的能力，不同健康程度的老人，對飲食有不同的需求，如食物大小塊的切割、烹煮時間的長短、餐點安排的內容與口味是否能滿足老人的需要與喜愛都是安排老人飲食過程中所必須注意的項目（林睿琳，1999）。健康期的老人可以享用一般的飲食，障礙期的老人需要較多軟質飲食（稀飯），臥床期的老人則多爲食用流質飲食（利用果汁機將飯菜打碎）（林睿琳、游萬來，1998）。

另外，依賴他人以獲得飲食的現象在老年人尤其明顯，由於老年人在交通與訊息資源及通路較少，因而侷限了他們對食物的可及性；

老年人可也能因爲失能，造成咀嚼、呑嚥、嗅覺、品嚐食物、製備與吃食等各方面的限制，需要靠其他人長期地付出，才能克服這些問題（引自McIntosh, 1989）。

研究指出飲食越便利、食慾越佳，以及自覺健康狀況較佳者有較好的飲食品質、三餐較爲規律；而咀嚼困難者，其飲食品質較差；自覺健康狀況較佳者，對於高脂、高膽固醇食物較不忌口；飲食較爲便利者，對於醃漬發酵物較爲忌口（李雅雯，2002）。

第四節　老人營養知識、態度與行爲之相關性

Engel, Blackwell and Miniard強調態度組成因素中，認知與情感因素是構成態度的主要因素，而行爲因素則被認爲會受到態度的影響，對實際行爲有預測的效果。營養知識與態度、行爲有極密切的關係，提升營養知識可改善飲食行爲（黃惠美，2001）。

Schwartz (1975) 曾根據社會心理學者的「認知影響行爲論」與在此領域的態度行爲關係，而提出四種營養知識、態度及飲食行爲三者間可能之相關模式，以下針對營養知識、態度與飲食行爲三者間的相關情形與Schwartz之相關模式作一討論。

社會心理學指出，人們的知識及態度會影響其行爲，其中態度扮演著中介變項的角色，它會影響知識付諸行爲的程度（引自Grogkowski & Sims, 1978）。國內外關於老年人營養知識、態度與行爲的研究不多，經整理後發現：老年人的營養知識普遍不佳，營養知識、態度與飲食行爲三者間則具有相關性（戰臨茜，2000；引自Schwartz, 1975; Stanek & Sempek, 1990; McIntosh, Kunena, Walker, Smith & Sims, 1987；林薇、周麗端，1989；劉嫻、洪久賢，1985；魏燕蘭、林薇，1992）。

飲食營養知識與態度是影響飲食行爲、飲食品質的重要因素，知識一方面透過態度影響行爲，另一方面知識也會直接影響行爲，例如一個人若了解膳食纖維與大腸癌的關係（知識），肯定飲食改變在癌症預防

的角色（態度），就較為可能改變自己的飲食型態，多吃全穀類食品、豆類或蔬菜等膳食纖維含量高的食物（行為）（林薇，2003）。

一、國外營養知識、態度與飲食行為相關性研究

Tzeggat (1981) 研究美國雖盛頓特區之黑人老年人在營養知識、食物態度與選購食物的消費行為，發現其營養知識與食物態度二者之間有正相關，但營養知識與營養態度皆與其購買食物的消費行為無相關存在。Khanna (1990) 評估參加華盛頓特區The Senior Nutrition Progran之黑人老人經過小冊子、講課、小冊子加上講課等三種營養教育後，在營養知識、態度與飲食行為三方面改變情形，結果發現經過營養教育的老年人營養知識、態度與飲食行為間具有相關存在。

Grotkowski & Sims (1978) 發現老人營養知識與行為是無相關的；營養知識與飲食態度中的「誤解減重飲食」與「食物及營養補充劑可視為藥物」是負相關的，而飲食態度與飲食行為無一致相關性。

二、臺灣營養知識、態度與飲食行為相關性研究

老人營養知識普便不佳，老人營養知識、態度與飲食行為間有正相關（Stanek & Sempoek, 1990; Chau, Lee, Tseng & Downes, 1990；戰臨茜，2000）。

老年人在營養知識與對食物態度與購買食物的消費行為彼此間互有影響、互有關聯，飲食營養知識與態度是影響飲食行為、飲食品質的重要因素，如：老人隨著營養知識越高，營養態度則越正面，牛奶、蔬果等攝取頻率有相對越多；研究結果則顯示老年人的營養知識與態度普遍不佳，且營養知識、態度與飲食行為呈顯著正相關（戰臨茜，2000）。

李雅雯 (2002) 老人飲食品質研究中發現，男性、大陸各省市（相對於本省閩南人）、教育程度越高、金錢越足夠、所居住環境飲食越便利、食慾越好及自覺健康狀況越佳的老年人，其營養知識越佳，且對於坊間流傳的保健說法與保健食品較不採信，進食態度亦佳，三餐及點

心宵夜較爲規律；年紀越大、原住民（相對於本省閩南人）、居住於山地，東部及澎湖的老人（相對於居住城市的老人）、未與配偶同住、咀嚼有困難者，則有較差的營養知識、保健飲食態度或進食態度。

調查分析老人的營養知識、飲食態度、行爲及身心狀況等因素，服用膳食補充的關係中顯示：雖然營養知識受試者表現差強人意，但在疾病營養相關知識成績越高的人，越傾向選擇服用膳食補充品，認爲每天要補充維生素、礦物質，採行蛋奶素、有固定吃保健藥品、經常注意營養方面的知識、比較清楚了解或注意自己的身體狀況與經常運動的受訪者，在服用膳食補充品的比率亦較高，但不代表其具有正確的飲食相關知識（陳師瑩，2003）。

但也有學者指出營養知識與飲食行爲間無顯著相關（引自Grogkowski & Sims, 1978）；于溯、林笑、魏燕蘭和林宏達 (1999) 針對台北市北投區居家老人進行調查研究，發現社區老人營養知識偏低，但營養態度趨於正向，在行爲方面，男性較女性差；而戰臨茜 (2000) 的研究則指出老年人的營養知識、態度普遍不佳，且營養知識、態度與飲食行爲間呈現顯著相關。

表3-1　營養知識與飲食行為間無顯著相關之研究

學者	研究主題	研究結果
李雅雯 (2002)	臺灣地區老年人飲食品質相關研究	老年人的營養知識欠佳，但進食態度相當正面，適當的飲食營養不僅與生活品質有關，並對老年人的健康有著極大的幫助。
劉紘志 (2004)	臺灣地區老人健康行為對身體功能之影響研究	年齡、性別、教育程度及疾病的狀況皆為影響身體功能狀況的顯著因素。
戰臨茜 (2000)	老年人營養狀況與醫療服務利用之關係研究	老年人的營養知識、態度普遍不佳，且營養知識、態度與飲食行為呈現正相關。
于溯等 (1999)	社區居家老人營養知識、態度、行為與影響因素研究	老年人的營養知識偏低，但營養態度趨於正面，而在行為方面，男性老年人的行為較女性差。

三、影響老人營養知識、態度與飲食行為之因素

性別是影響營養知識、態度與行爲的主要變項之一（魏燕蘭，1998）。

Grotkowsk & Sims (1978) 則以老人爲研究對象，發現家庭社經越高，營養知識越好、營養態度越正確，飲食行爲則有部分相關。

國內的研究指出，家庭的社經地位與個人的營養知識、態度及飲食行爲有相關性，當職業屬性爲專業與高級行政時，具有較高的營養知識、態度與行爲之得分（劉嫻、洪久賢，1985）；社區老人的研究也指出，社經地位是影響營養知識、態度的主要因素之一（魏燕蘭，1992）。但也有研究顯示，對營養知識、態度與行爲，並不因家庭社經地位之不同而有所差異（林薇、周麗端，1989；王慧琦，1995）。

營養教育確實能對知識的獲得、態度的發展與行爲的改變有所影響（引自Johnson & Johson, 1987）。

分析討論

老人營養知識好壞將會影響他對飲食的態度與飲食行為，現今社會資訊發達可從正確的電視資訊獲得正確的營養訊息，但有些老人由廣播中獲得一些偏方，反而造成肝腎的病變，引發生理疾病。

大多的研究顯示老人的營養知識偏低，因為從年輕開始就有不正確的營養觀念，導致不健康的飲食。

延伸思考

爲了老人的健康，地方衛生所應利用機會對當地老人作正確營養知識的宣導，如老人牙齒不好不吃蔬菜導致大腸癌之羅患率高，因此應將蔬菜剁碎或磨成泥，才能攝取足夠的膳食纖維、老人常參加老人社團活動，可用同儕聚會宣導正確營養知識，才能有良好的飲食態度及飲食行爲。

第四章

老人疾病膳食

臺灣65歲以上老人的疾病罹患率由高到低依序爲血壓、白內障、心臟病；胃潰瘍、關節炎，此外男性糖尿病，女性骨質疏鬆情況爲健康之問題。

健康老人血液、腎功能、肝功能之生化值如表4-1：

表4-1　主要檢查之項目及正常值

	檢查項目	正常值
血液一般檢查	・紅血球數 (RBC)	（男）400萬-550萬個/mm^3 （女）350萬-450萬個/mm^3
	・血紅蛋白（血色素）(Hb)	（男）13-17g/dl （女）12-15g/dl
	・血容比 (Ht)	（男）39-50% （女）36-45%
	紅血球指數 ・平均紅血球容積 (MCV) ・平均紅血球血色素量 (MCH) ・平均紅血球血色素濃度 (MCHC)	 83-93μ3 27-32Pg 32-36%
	・白血球數 (WBC)	4000-9000個/mm^3
	・血液像 嗜中性球 (N) 嗜酸性球 (E) 嗜鹼性球 (B) 單核球 (M) 淋巴球 (L)	 40-60% 1-5% 0-1% 4-10% 30-45%
	・血小板數 (PL)	20萬-40萬個/mm3
	出血時間	1-3分
	凝血　原時間 (PT)	10-12秒、80-100%
	活性化部分凝血激素時間 (PTT)	20-40秒
	・血沈 (BSR、ESR)	（男）1-10mm （女）2-15 mm/小時

	檢查項目	正常值
腎功能檢查	（尿檢查）	
	‧尿蛋白	（定性）陰性（－） （定量）1日100mg以下
	尿糖	（定性）陰性（－） （定量）1日1g以下
	‧尿潛血反應	陰性（－）
	‧尿沈渣 紅血球 (RBC) 白血球 (WBC) 上皮細胞 結晶成分 圓柱細胞 細菌	 1個以內（1視野） 3個以內（1視野） 少數（1視野） 少量（1視野） 陰性（－） 陰性（－）
	尿量	1日500-2000ml
	‧尿比重 (SG)	1.020-1.025
肝機能檢查	（血液生化學檢查）	
	‧GOT	5-35KU/ml
	‧GPT	5-25KU/ml
	‧LDH（乳酸脫氨酵素）	250-350IU/I 150-400羅普列斯基單位
	‧LAP（白氨酸氨基胜肽酶）	200單位以下（高爾登佰、路登佰法） 30-80IU/I（LPNA法）
	‧γ－GTP	40單位以下
	‧膽鹼脂酶 (ChE)	0.6-1.2△pH（酚紅法） 1900-3800IU/I（丁硫膽烯法） 1100-1900IU/I（苯甲膽烯法）
	膽紅素 ‧總膽紅素 (T-Bil) 直接膽紅素 (D-Bil) 間接膽紅素 (l-Bil)	 0.2-1.2mg/dl 0.4mg/dl以下 0.8mg/dl以下

	檢查項目	正常值
肝機能檢查	・血清總蛋白 (TP)	6.5-8.0mg/dl
	・A/G比（白蛋白/球蛋白）	1.1-1.2
	・白蛋白 (Alb)	3.8-5.1g/dl
	膠質反應 ・TTT（麝香草腦混濁試驗） ・ZTT（硫酸鋅混濁試驗）	0-5昆克爾單位 2-14昆克爾單位
	色素排泄試驗 BSP	（30分鐘後）5%以下 （45分鐘後）2% （15分鐘後）10%以下
	・ALP (Al-p)（鹼性磷酸）	0.8-2.9KA單位（貝細・羅利法） 3-10KA單位（康德・金氏法） （男）98-265KA單位 （女）72-199KA單位（P-NP法）
	（尿液檢查）	
	尿膽素原	疑陽性（+−） 弱陽性（+）

第一節　老人肥胖

隨著人類工業進步，體力活動減少，人們攝取的熱量超過身體所需，體重增加成為近年來重要的公共衛生問題。

一、身體質量指數

(一)理想：$18.5kg/m^2 \leqq BMI < 24kg/m^2$

(二)過輕：$BMI < 18.5kg/m^2$

(三)過重：$24kg/m^2 \leqq BMI < 27kg/m^2$

(四)肥胖

1. 輕度肥胖 $27kg/m^2 \leqq BMI < 30kg/m^2$

2. 中度肥胖 $30kg/m^2 \leqq BMI < 35kg/m^2$

3. 重度肥胖 $BMI > 35kg/m^2$

二、肥胖引起的身體疾病

肥胖易引起高血壓、冠心病、心肌梗塞、糖尿病、高血脂、高尿酸、關節炎、膽結石、脂肪肝。

當身體質量指數 $> 28kg/m^2$ 時，患糖尿病的機會為一般人之2倍、腦中風為1.5倍、癌症為1.2倍、心血管疾病為1.7倍。

三、肥胖老人的飲食

(一)每日減少熱量的攝取

肥胖老人每日攝取1200大卡，選用熱量低的食材如瘦肉、蔬菜、低脂或脫脂牛奶、較不甜的水果，烹調方式以水煮、滷、蒸、燙、川、烤等方法，少用油炸、油煎、燴、拔絲等方法。

(二)降低飲食油脂量並減少動物性油脂的攝取

降低飲食油脂的比例，減少動物性油脂的攝取，降低飲食中膽固醇的攝取量，多選用富含不飽和脂肪酸的油如橄欖油或多元不飽和脂肪酸的食用油如葵花油、一般的植物油，以堅果來取代飽和脂肪的攝取。

(三)少吃油炸、甜食及熱量高的點心：油炸、甜食、熱量高的點心，單位卡路里高容易被吸收，造成熱量累積。

(四)適量的水果：水果越甜熱量越高，因此越甜的水果食用份量宜降低。

(五)每日喝8杯水，水中不宜加糖或以加糖飲料來取代

四、低熱量的飲食設計

(一)定義：低熱量是指提供低於每日身體所需要熱量且營養均衡的一種飲食。

(二)目的：減輕體重並維持身體的機能。

(三)適用對象

1. 體重過重（> 理想體重10%）
2. 肥胖症（> 理想體重20%）
3. 有糖尿病、高血脂症、心臟病、高血壓、心血管疾病、呼吸系統疾病及關節疾病。

(四)一般原則

1. 一天的熱量不低於1200卡。
2. 減重不宜太快，每週減輕0.5-1公斤爲原則。
3. 少吃高脂肪、高熱量之食物。
4. 每日三餐爲主。
5. 選擇實體大、熱量低的食物。
6. 細嚼慢嚥。
7. 要配合適當的運動。
8. 適當地補充維生素、礦物質。

(五)低熱量飲食

1. 熱量：1200大卡／一天
2. 蛋白質：12%　1200×12% ÷4 = 36公克
3. 脂肪：28%　1200×25% ÷9 = 33公克
4. 醣類：60%　1200×63% ÷4 = 189公克

表4-2-1　低熱量飲食

食物	份數	蛋白質（公克）	脂肪（公克）	醣（公克）
低脂牛奶	1	8	4	12
肉、魚、豆、蛋	1	7	5	+
五穀根莖類	9	18	+	135
蔬菜	3	3	+	15
水果	2	+	+	30
油脂	5	0	24	0
總合		34	36.5	177

表4-2-2　低熱量飲食

	1200 大卡	1500 大卡
全穀根莖類（碗）	1	2
全穀根莖類（未精製×碗）	1	1
全穀根莖類（其他×碗）	0.5	0.5
豆魚肉蛋類（份）	1	1.5
低脂乳品類（杯）	1	1
蔬菜類（碟）	4	4
水果類（份）	2	2
油脂與堅果種子類（份）	4	4

第二節　老人便祕

老人由於行動遲緩、牙齒咀嚼力不佳，吃進去飲食中的纖維素減少，便秘常爲老人常見的健康問題，每週解便次數小於三次者稱爲便秘，便祕問題嚴重影響老人的生活品質，主要是由於大便阻塞腸道，阻塞腸之排泄，造成大腸潰瘍、小便滯留，造成失禁，便秘也會導致腹部不適、食慾不佳。

一、便秘引發原因

引發便秘的原因有機械性、代謝性、神經精神、生活型態及藥物引起。

(一)機械性：如肛門太狹窄、肛裂、大腸腫瘤、直腸脫落、痔瘡引起便秘。

(二)代謝性：如糖尿病、尿毒症、低血鉀症、甲狀腺功能低下引起便秘。

㈢神經精神疾病：如失智症、憂鬱症、多發性硬化症、帕金森氏症、腫瘤、自律神經病變所引起之便秘。

㈣生活型態：如缺乏運動、壓力、如廁姿勢異常、如廁設施不佳引起便秘。

㈤藥物：如吃多抗憂鬱的藥物、肌肉鬆弛劑、非類固醇之消炎藥、利尿劑、止瀉藥、抗帕金森氏藥物、止吐藥。

二、老人便秘之處理

㈠增加纖維素的攝取：以吃全穀雜糧、蔬菜、水果，由於老人咀嚼不佳可用剁碎或攪拌來處理。

㈡增加水分攝取：每天喝水8-10杯。

㈢減少喝咖啡及酒精之量

㈣多運動：每週至少三天運動，每次三十分鐘，以散步或慢走爲主，多做骨盆底部的運動。

㈤改善食物種類增加食慾：將高纖維食物切碎，增加風味，提高吃的欲望。

㈥每日定時如廁：養成每日定時如廁。

㈦適宜的腹部按摩：每日做腹部按摩，可改善腸道蠕動。

第三節　阿茲海默症

此疾病是由德國阿茲海默 (Alois Alzheimer) 在1970年發現，人在老化過程中因小腦、大腦有大量細胞損失，某些神經傳導物質阻塞，阻礙了訊息的傳遞，而形成記憶力減退、無法做好熟悉的事物、判斷力降低、東西擺放錯亂、個性改變、喪失活動。

一、臨床失智評估表

表4-3　臨床失智評估

程度／項目	健康老人	輕微	溫和	中度	嚴重
記憶力	偶爾遺忘	輕微遺忘	對最近事物常遺忘	嚴重記憶喪失無法記新事物	嚴重記憶喪失只有少數記憶
定位	人、事、地定位正常	對時間順序有困難	對時、地有問題	只有人的定位正常	
判斷和問題解決力	處理日常事物合宜	處理複雜事務有困難	解決問題有困擾	無法解決問題	
對家庭及嗜好	對家庭生活、嗜好及智力興趣有興趣	對家庭生活、嗜好偶爾缺乏意識	興趣降低勉強維持	整天去房間	
自我照顧	有自我照顧力	需時常提醒	穿衣、個人德行、情緒需要協助	個人德行失禁，需專人照顧	

二、失智老人的飲食

㈠均衡攝取六大類食物

㈡多吃未精製的穀類：將米食改爲未精製含高纖維的五穀雜糧。

㈢避免攝取過量的熱量：減少熱量攝取，可避免熱量過高。

㈣多吃高纖之蔬菜：各種蔬菜爲天然的抗氧化劑，如薑黃常被用來製成咖哩粉，具有抗氧化力。

銀杏含山奈酚是很好的抗氧化劑，可減少心血管疾病的發生。

㈤多吃富含維生素A、E及C之食物

維生素A之食物還有β胡蘿蔔素如木瓜、芒果、南瓜、番茄、地瓜、紅蘿蔔。

維生素E之食物如小麥胚芽、杏仁、核桃、蛋黃油、玉米油、紅花籽油等。

維生素C之食物如深綠色、黃紅色蔬菜及季節性的水果。

(六)多吃些含W-3不飽和脂肪酸的食物

多吃深海的魚類如鮭魚、鯖魚、鮪魚、沙丁魚、秋刀魚。

多吃堅果如夏威夷豆、杏仁、核桃等。

(七)多吃降低血中同半胱胺酸之食物

由於研究發現失智患者血中同半胱胺酸濃度偏高，因此應適量攝取富含維生素B_6、B_{12}及葉酸之食物。

富含維生素B_6之食物如肉類、酵母、胚芽、豌豆、四季豆、魚類。

富含維生素B_{12}的食物如瘦肉、蛋及乳製品。

富含葉酸之食物爲綠葉蔬菜如綠花椰菜、菠菜、芥藍等。

(八)不能用含鋁煮器或添加鋁的膨鬆劑

由於鋁會導致失智，因此不能用鋁煮器，有些膨鬆劑含硫酸鋁鉀，加入油條或甜甜圈中，使食品酥脆，但食入太多則會造成鋁沉澱。

第四節　骨質疏鬆

老人人口日益增加，1996年英國訂之6月24日爲世界骨質疏鬆日，骨質疏鬆隨著年齡增加而增加，當骨質流失時，會引起背椎、手腕、髖骨甚而全身骨骼容易引起粉碎性骨折。

一、老年期骨質疏鬆之階段

分爲兩個階段：

(一)第一期骨質疏鬆 (PhaceI Osteoporosis)

發生在女性停經，雌激素減少，加強細胞介質反應，用雌激素活化增加蝕骨細胞造成血液中游離鈣的，抑制副甲狀腺的產生，增加骨質疏鬆。

㈡第二期骨質疏鬆

老人由於牙齒咀嚼不佳及腸胃吸收率不好造成鈣質攝取不足，會流失0.5-1%的骨質。

二、影響老人骨質疏鬆之因素

㈠性別：女性較男性易引起骨質疏鬆流失，故女性停經賀爾蒙流失，引起大量骨質流失。

㈡年齡：高齡、年齡大於70歲，女性骨質流失較嚴重，此類病人骨折部位以脊椎與髖骨爲主。

㈢疾病：糖尿病患、體重較輕、應酬時抽菸及不運動者得骨質疏鬆的比例較高，缺乏維生素D。

無月經、卵巢除者（起予雌性激素缺乏）。

癲癬症（會干擾造成骨質營養素的吸收）。

㈣抽菸：菸的煙霧毒害骨骼，干擾造骨質營養素的吸收。

三、防止骨質疏鬆

㈠由運動協助

每日適度運動，不運動者骨質疏鬆比例高。

㈡補充大豆異黃酮的食物

補充有大豆異黃酮的食物。

㈢補充鈣質

補充牛奶、乳酪、加鈣餅乾、甘藍、花椰菜、魚類、沙丁魚，但草酸含量高的蔬菜如菠菜會降低鈣的吸收，人體由各種食物吸收的比例不同，以甘藍、綠花椰菜、包心菜之吸收率60-70%最高，其次爲大白菜、芥菜，鈣的吸收占40-55%，乳製品如牛奶，其高鈣的吸收率占30-32%。

㈣補充維生素D

由於維生素D可促進骨骼健康，它可經日曬由皮膚、肝臟、腎臟而活化，人因皮膚與腎臟參與維生素D之代謝之功能降低。

第五節　憂鬱症

隨著人類壽命延長，老年人口急遽攀升，老人憂鬱已成重要健康問題，憂鬱症會造成老人生理、心理、社會健康問題，而增加自殺及死亡之危險。

一、老人憂鬱症：危險因子

研究指出老人單身、獨居、經濟條件不佳、有慢性病、健康不好、低教育程度之高危險群。

二、憂鬱症老人的飲食

㈠多攝取蔬菜、水果、豆類：在日本之研究發現多攝取蔬菜、水果、豆類、多喝茶之老人，憂鬱症比率較低。

㈡多運動

㈢每日攝取均衡飲食：每日吃六大類食物者憂鬱傾向降低

㈣攝取乳製品：如每日喝牛奶、吃冰淇淋者憂鬱降低

㈤每日習慣性喝茶

㈥日攝取足夠的B_6、B_{12}、葉酸之食物

㈦地中海式飲食爲主者，以多吃蔬菜、水果、穀類、豆類及魚類爲主的人，憂鬱症發生率低。

三、降低憂鬱症的飲食禁忌

㈠少吃油炸食物

㈡少吃精緻食物

㈢少吃糖果之甜食

㈣少吃速食

第六節　心血管疾病

心管疾病爲近幾年爲死亡率高的疾病

一、冠狀動脈心臟病

冠狀動脈心臟病是指脂肪（膽固醇）堆積於血管內壁導致血管壁變厚，內腔變狹窄，導致血液及營養的運送受阻，而造成心臟暫時性缺血，導致胸痛，若心肌缺氧會有心肌梗塞，導致死亡。冠狀動脈心臟病常因老化、家族遺傳、抽菸、高血壓、肥胖、糖尿病、缺少運動引起。

二、心血管疾病飲食治療

㈠控制體重：體重應維持在理想體重。

㈡飲食中脂肪：飲食中飽和脂肪酸降低在總熱量的10%，多元不飽和脂肪酸占10%，即飽和脂肪酸／不飽和脂肪酸＝1：1。

㈢降低膽固醇高的食物之攝取：動物性食物才含有膽固醇，內臟、肉類、蝦、油脂、乳製品膽固醇高，應降低膽固醇之攝取。

㈣多吃纖維：膳食纖維如燕麥、豆莢類、水果類，可與膽酸集合，促進膽固醇變膽酸，加速膽酸排泄。

㈤多含W-3之食物：多吃含W-3之魚類，如鮭魚、鮪魚、秋刀魚，可抑制冠狀動脈心臟病。

三、高血壓

高血壓是指血壓超過正常範圍，分爲原發性高血壓與續發性高血壓。高血壓患者的飲食治療如下：

㈠維持理想體重

體重過重者，降低熱量攝取，增加運動量。

㈡限制鈉鹽：一般人納鹽的攝取3-6公克，高血壓患者應每天降至4

公克以下，不吃醃菜、泡菜、食品加工的醬料、烹調時鹽量應少量。

㈢多吃新鮮水果與蔬菜

㈣適度運動

第七節　糖尿病

糖尿病是一種慢性新陳代謝的疾病，身體組織對於醣的利用力降低，造成長期血糖過高的疾病。

正常人的血糖，會由胰臟β細胞分泌胰島素，將血中多餘的血糖轉變為肝醣儲存在肝臟中，胰島素也組成葡萄糖轉變成脂肪並促進蛋白質合成，胰島素是使血糖降低的內分素。

老年人的糖尿病常發生在多吃、多喝、多尿、體重下降、空腹、靜脈血糖大於140mg/dl。

為了解一個人在過去2-3個月血糖的控制情況，常測糖化血色素(glycosylated hemoglobin，Hb A、C) 來歸類，一般正常人糖化血色素4-6，由於糖化血色素的含量與紅血球和葡萄糖的接觸時間及血中葡萄濃度成正比，糖化血色素的含量可以反應過去2-3個月內血糖的控制情況，只能做為參考指標。

一、糖尿病的臨床症狀

糖尿病患者常有下列臨床症狀：

㈠多吃：因胰島素缺乏，細胞無法利用葡萄糖，常產生饑餓感，而有想吃的欲望。

㈡多渴：過多的水分由尿排出，刺激腸部有口渴的感覺，使人有大量喝水的欲望。

㈢多尿：多餘的葡萄糖無法由腎臟吸收，導致葡萄糖與水分由尿中排出，導致小便數量與次數增加。

㈣感染：血糖過高容易引起體內細菌繁殖過快，影響傷口癒合，如肝膿瘍發生在糖尿病患時，一定要將血糖控制下來才能醫治，否則細菌繁殖導致病情惡化。

㈤視力模糊：血糖過高，使眼睛水晶體水分增加，導致視力模糊，需控制好血糖，才可恢復。

㈥急性併發症：糖尿病引起的急性併發症有酮體中毒、非酮酸性昏迷、低血糖反應及乳酸中毒。

1. 丙酮中毒

當糖尿病患血糖過高，未注射胰島素或吃藥，病人會有臉色泛紅、發燒、呼吸有過熟的水果味（丙酮釋出），此時應立刻送醫治療，注射胰島素。

2. 高血糖非酮酸性昏迷

血糖高於80㎎/dl，酮體正常，此類病人大多不需注射胰島素。

3. 低血糖

糖尿病患過度運動，忘了進食或注射胰島素過量，會造成心悸、致昏、視力障礙、動作遲緩，應給予碳水化合物如糖果、蜂蜜、方糖，可馬上補充血糖之需。

4. 乳酸中毒

糖尿病患缺乏胰島素，造成乳酸積聚，導致代謝性酸中毒，稱爲乳酸中毒。

㈦慢性併發症

1. 小血管病變

糖尿病發生在視網膜或腎臟微血管，使視網膜病變，甚至失明；長期糖尿病，導致腎臟微血管增厚，導致功能異常，如果有尿蛋白產生，會有腎衰竭的現象。

2. 大血管病變

糖尿病患加速冠狀動脈、腦動脈、下肢動脈變化，造成心肌梗塞、中風的現象。

3. 神經病變

糖尿病患會造成神經組織損壞，尤以足部神經疼痛，會失去知覺。

4. 皮膚感染

糖尿病患皮膚受到傷害時，容易發生細菌感染。

二、糖尿病患飲食設計

㈠維持理想體重：理想體重＝22×身高^2（公尺）。

㈡每日熱量需求：糖尿病患每日熱量需求，應視體重爲低（體重過重、體重標準、體重不足）與活動量（臥床、輕工作、中工作、重工作）來計算，如表4-4。

表4-4　每日熱量需求

每公斤體重所需熱量表			
活動量＼體型	體重過重＞10%	標準體重±10%	體重不足＜10%
臥床	20	20-25	30
輕度	20-25	30	35
中度	30	35	40
重度	35	40	45

㈢三大營養素的百分比：蛋白質占總熱量15-20%。

脂肪占總熱量30-35%。

醣占總熱量50%。

㈣增加膳食纖維的攝取：食物中增加纖維的攝取，可減少胰島素的需要量，促進葡萄糖的利用，降低膽固醇。

㈤運動：運動對糖尿病患十分重要，以每週3次，每次15-30分鐘，老人宜散步，若不正常的運動應額外攝取熱量，以防低血糖的發生。

三、糖尿病飲食

㈠定義：糖尿病飲食以正常飲食為基礎，藉調整熱量、蛋白質、脂肪及醣類的攝取量，達到控制代謝異常的一種飲食。

㈡目的

1. 供給足夠且均衡的營養，並配合相關疾病及併發症的治療。
2. 使血糖控制接近正常值，預防或延緩併發症的發生。
3. 維持理想體重。

㈢適用對象：糖尿病、葡萄糖耐量異常。

㈣一般原則

1. 應以個人的營養需要、疾病類型、生活型態和治療方式為考量。
2. 養成定時定量的飲食習慣。
3. 切忌肥胖，維持理想體重。
4. 少吃油炸、油煎或油酥及豬皮、雞皮、鴨皮、魚皮等油脂高的食物。
5. 炒菜宜用不飽和脂肪酸高者（如大豆油、葵花油等植物性油），少用飽和脂肪酸含量高者（如：豬油、牛油等動物性油）。烹調方式多採清蒸、水煮、涼拌、烤、燒、燉、滷等方式。
6. 經常選用富含纖維質的食物，如：未加工的豆類、蔬菜、水果及全穀類，可延緩血糖的升高。
7. 中西式點心（如：蟹殼黃、鹹麵包、咖哩餃、雞捲等）及節慶應景食品（如：肉粽、鹹月餅、年糕等），應按營養師指導食用。
8. 少吃含精製糖類的食物如：糖果、煉乳、蜂蜜、汽水、蛋捲、甜點心等。嗜甜者可選用甜味劑來調味。
9. 注射胰島素或口服降血糖藥物的患者，特別注意在延緩用餐時，可是先進時少許點心（如一份主食類），或隨身攜帶糖果，以防低血糖發生。
10. 飲食不可太鹹，並應少吃膽固醇含量高的食物，如內臟、蟹黃、蝦卵、魚卵等。血膽固醇過高則蛋黃每週不超過2-3個為原則。

11.外食及生病時應注意食物選擇的技巧。

12.不鼓勵習慣性喝酒，若應酬必須飲酒也應適量，每次1-2份酒精（90-180大卡熱量），每週1-2次。

13.運動需視個別身體狀況、喜好等，選擇最適當的方式。非胰島素依賴型肥胖者可增加運動幫助體重控制，所以運動前後不需額外攝取食物。使用胰島素患者，應注意運動時，食物的補充方式，避免低血糖的發生。通常血糖300 mg/dl以上不適於運動。

表4-5　糖尿病飲食

食物類別	份數	早餐	中餐	晚餐	晚點
全穀根莖類					
未精製（碗）	1碗（4份）		0.5	0.5	
精　製（碗）	2碗（8份）	1	0.5	0.5	
豆魚肉蛋類（份）	4		2.0	2.0	
低脂乳品類（杯）	1.5	0.5			1.0
蔬菜類（碟）	4	1	1.5	1.5	
水果類（份）	2		1	1	
油脂與堅果種子類					
油脂類（茶匙）	4		2	2	
堅果種子類（份）	1				1.0
醣類供應量小計		78公克	82.5公克	82.5公克	

第八節　胃病

老人常因消化不良、急性胃炎、慢性胃炎、消化性潰瘍甚而胃癌而有胃不適之現象，現依序介紹：

一、消化不良

老人常因情緒不佳導致胃功能性障礙，或因器官引起的障礙，有上腹部疼痛，吐酸水、飽脹感、脹氣，消化不良須看醫生吃藥等。

二、急性胃炎

可能吃了不潔食物、攝取太快、飲食過量、放射性治療、中風引起，而有噁心、嘔吐、虛弱、出血、疼痛，此時宜禁食，讓胃休息，以靜脈注射來補充水分，待穩定再給流質飲食，慢慢增加食物的量，避免吃含辛辣的食物如辣椒、胡椒或含酒精、咖啡因之飲料。

三、慢性胃炎

不良的飲食習慣如酗酒、吃辛辣食物會引起上腹疼痛、噁心、嘔吐，飲食應給予適當熱量、定時定量、細嚼慢嚥，飲食量不宜太多，避免辛辣、含酒精性及咖啡因之飲料。

四、消化性潰瘍

造成消化性潰瘍常在消化道受到胃酸侵襲，常在食道、胃、十二指腸，不良的飲食習慣如暴飲暴食、過度飲酒、神經質、憂鬱的人較易產生，通常在飯後1-3小時發生在上腹部疼痛。

治療消化性潰瘍須由醫生給藥，心情放輕鬆，避免吃辛辣、刺激性食物，避免胃腸產生太刺激，因此避免吃太冷、太熱、粗糙、油炸的食物，應少量多餐，吃纖維低無刺激性食物。

第九節　腸道疾病

腸道疾病有腹瀉、便秘、痔瘡、脹氣，現分述於下

一、腹瀉

此爲患者排便次數增加，糞便中水分增加，導致糞便量增加，急性原因爲食物中毒，慢性原因是腸癌、腸黏膜造成吸收不良。急性腹瀉常

伴隨腸腹部疼動、痙攣、虛弱，一般在1、2天內停止，慢性腹瀉則宜禁食1-2天，使腸胃道休息，給予水與電解質之補充，腹瀉停止給予低纖維、低油之飲食，必要時給予高蛋白、高熱量的飲食，以補充腹瀉期間蛋白質的流失。

二、便秘

指一個人排便次數在一星期中少於3次或3次以上但每次排便量少於35公克者稱為便秘。

便秘者常有頭痛、食欲不佳的現象，飲食中多增加纖維素的攝取，如多吃蔬菜、水果、全穀根莖類，每天多喝水及適當運動，才可解決便秘問題。

三、痔瘡

痔瘡是因便秘或長期使用瀉劑所造成，應每天喝水8-10杯，多喝蔬菜、水果、全穀根莖類食物。

四、脹氣

由於攝食時吞入過多空氣、小腸蠕動快、腸道細菌過度發酵，發生甲烷、氮氣、二氧化碳、氧、氫氣，因此要細嚼慢嚥、咀嚼食物時不宜開大口，避免邊說話邊吃東西，並了解吃何種食物會脹氣宜自行排除。

第十節　腎病

腎臟位於體部腹腔上方，在左右各一個，長約10-12公分，若小於9公分可能因受到傷害而萎縮，它為血液的淨化器官，大多有用的物質如葡萄糖、胺基酸、電解質被吸收入血液中，水分與廢物濃縮成尿液排除體外，高血壓、糖尿病、高血脂、心血管疾病、泌尿系統疾病會加重病情。

一、腎臟疾病

腎臟之功能受損引起腎病，有下列幾種：

㈠腎絲球腎炎

腎絲球腎炎分為急性腎絲球腎炎、原發性腎絲球腎炎及糖尿病腎炎。

1. 急性腎絲球腎炎：大多發生在幼兒，為溶血性鏈球菌造成呼吸道感染、皮膚炎，使人產生免疫反應，其症狀為尿排洩量降低，手腳腫大，甚而有血尿。
2. 原發性腎絲球腎炎：發生在血壓或血糖控制不良的人身上，血糖控制好者可避免腎病變。
3. 糖尿病腎炎：血糖沒控制好，經長時間會出現腎功能障礙。

㈡腎小管間質腎炎：服用不當藥物導致腎功能惡化，腎萎縮。

㈢急性腎功能不全：服用不當藥物、輸血、感染、尿結石所造成，會有噁心、想吐、痙攣的現象，嚴重會有血液酸化或貧血。

㈣腎功能不全：初期疲倦、口渴、尿次數增加，腎機能減退後，會有尿量減少、高血壓、食慾不振，嚴重會有尿毒症。

㈤急性腎盂腎炎

長期憋尿或大腸菌感染，會有發燒、側腹部和腰部疼動，有排尿疼痛的現象。

腎臟病的飲食

1. 不宜吃太鹹的食物：禁食醃漬的食物、豆瓣醬、沙茶醬、豆腐乳。
2. 不宜用下列調味料：味精、蠔油、魚露、雞精。
3. 不能使用地下水或井水：因地下水與井水含重金屬對腎臟會造成傷害。
4. 均衡飲食：不要吃太多補品，尤以不能亂服成藥或補藥。
5. 少吃加工品
6. 適量喝水、勿憋尿

二、洗腎的飲食

㈠定義

指針對各種腎臟疾病及其不同的治療方法，調整飲食中的蛋白質、磷、鈉、鉀、水份的飲食。

㈡目的

腎臟病變時，無法排出含氮廢物，造成過多含氮廢物堆積在血中，引起尿毒症，導致多的鈉、鉀離子無法靠腎臟排出體外。

此種飲食可減低含氮廢物的產生，維持身體基本營養需要量和電解質的平衡。

對於腎功能不全或腎病患者，可減緩腎臟衰退或減輕其症狀。

㈢適用症狀

1. 急性腎衰竭。
2. 腎功能不全。
3. 慢性腎衰竭。
4. 各種透析治療。
5. 腎病症候群。

㈣控制蛋白質原則

1. 早期腎功能不全時，控制飲食中的蛋白質，可減少尿毒的產生，延緩腎衰退，蛋白質每日攝取每公斤體重0.6公克爲宜。
2. 須配合足夠的熱量攝取，因熱量攝取不足，會增加含氮廢物的產生，熱量每日攝取每公斤體重30-45大卡。
3. 透析病人提高蛋白質攝取量至少達1-1.2公克／公斤／天。腹膜透析的蛋白質需要量至少達1.2-1.3公克／公斤／天，以免營養不良。
4. 適量地限制飲食中的蛋白質的量（0.8-1.0公克／公斤／天），可減少成人腎病患者產生尿蛋白。
5. 每日建議攝取的蛋白質量50-75%須來自高生物價的動物性蛋白質，如：雞、鴨、魚、肉類、雞蛋、牛奶。

6. 米、麵類及其製品、蔬菜、水果，不可隨意食用，請依照營養師設計的份量食用。

7. 每日所需熱量，可由含熱量高且蛋白質含量極低的食物補充，如白糖、冰糖、蜂蜜、水果糖、薑糖……等及葡萄糖聚合物，葡萄糖聚合物可增加熱量攝取及減輕腎臟病人血脂肪的變化。

8. 禁食低生物價蛋白質含量高的植物性食品如：
⑴綠豆、紅豆、毛豆、蠶豆、碗豆仁等豆類。
⑵麵筋、麵腸、烤麩等麵筋製品。
⑶花生、瓜子、核桃、腰果、杏仁等種子、堅果類。

表4-6-1　腎臟病的飲食

營養需求量	腎病症候群	慢性腎衰竭
熱量	1. 成人：35 Kcal/IBW 2. 遵循低膽固醇飲食	30 - 35 Kcal/kg.IBW
蛋白質	0.8 g/kg.IBW（75% 高生物價蛋白質）	1.腎絲球過濾率＞55ml/min： 0.8 g/kg.IBW（60% 高生物價蛋白質） 2.腎絲球過濾率25-55ml/min： 0.6 g/kg.IBW （60% 高生物價蛋白質） 3.腎絲球過濾率＜25ml/min： 0.6 g/kg.IBW（60% 高生物價蛋白質），且熱量攝取應達 35 Kcal/kg.IBW

表4-6-2　腎臟病的飲食

營養需求量	血液透析	腹膜透析
熱量	成人：35 Kcal/IBW	30-35 Kcal/kg.IBW
蛋白質	1.2 g/kg.IBW	1.2-1.3g/kg.IBW

三、沒洗腎者之飲食

㈠熱量：35大卡／公斤x 60公斤（理想體重）＝2100大卡

㈡蛋白質：0.6-0.7公克／ 公斤x 60公斤（理想體重）＝36-42公克，其中60%來自高品質蛋白質

㈢脂肪：與熱量20-30%，2100×28% ÷9＝65公克

㈣醣類：（2100-40公克×9-65公克×9）÷4＝289公克

㈤食物選用：低蛋白質高熱量食物，如：冬粉、澄粉、米粉、涼粉、粉皮、粉條、粉圓、粉粿、藕粉、酪米、玉米粉、太白粉、番薯粉、愛玉、洋菜、蜂蜜、冰糖、低蛋白麵粉。

㈥禁食高磷食物：毛豆、綠豆、蠶豆、豆仁、瓜子、核桃、花生、腰果、杏仁、內臟、蝦頭、魚頭、巧克力、可可、酵母、全穀、奶製品、胚芽

表4-7　沒洗腎者之飲食

食物	份數	蛋白質（公克）	脂肪（公克）	醣（公克）
牛奶	0	0	0	0
肉、魚、豆、蛋	1	7	5	+
五穀根莖類	16	32	+	240
蔬菜	3	3	+	15
水果	2	+	+	30
油脂	12	0	60	0
總合		42	65	285

第十一節　肝病

肝臟是人體最複雜的器官，所有消化後的物質，都由肛門靜脈進入肝臟代謝，肝臟會因感染、寄生蟲、代謝障礙、毒物而受到傷害，該病分爲肝炎、肝硬化、肝昏迷。

一、肝炎

肝炎指的是肝發炎，造成肝細胞損害，發炎組織過多，就會影響正常肝的功能，分爲A型、B型、C型。（請見表4-8）

肝炎病人熱量每日大於3000大卡，蛋白質每公斤體重1.5-2公克，脂肪佔35%熱量，避免使用肝患者之餐具及吃過的食物，避免飲酒。

表4-8　肝炎之類型

	A型	B型	C型
傳染途徑	透過消化道傳染如水、食物、糞便	輸血、消毒不全的醫療，帶原有唾液、精液	透過傳染的血液，如吸毒者共用針頭
發生	小孩或青年人	共用針頭，如刺青	吸食毒品或母親垂直傳染給新生之嬰兒
急性症狀	噁心、嘔吐、厭食、發燒、頭痛、疲倦、腹部不舒服	噁心、嘔吐、厭食、疲倦、黃疸、昏迷	急性會有噁心、嘔吐、黃疸　慢性肝炎導致肝硬化

二、肝硬化

肝炎治療不會成慢性酒精中毒導致肝硬化，肝硬化的飲食治療應給予足夠的熱量、營養素，每日建議2000-3000大卡，每公斤體重給予1公克蛋白質，補充維生素B_6、B_{12}和葉酸的攝取。

三、肝昏迷

肝昏迷者蛋白質攝取量每公斤體重降到0.5公克，熱量每日1800大卡，避免低血糖，注意水分與電解質的平衡，由於蛋白質量減少，應給予高生理優之蛋白質。

第十二節　膽囊病

膽結石及膽囊炎爲膽的主要疾病。

膽囊主要是儲存由肝臟分泌的膽汁，其作用是消化脂肪，參與脂肪之代謝。

膽結石常發生在肥胖、心血管疾病，服用口服避孕藥，膽汁中的膽固醇過量就會形成結石，膽炎大多是因膽結石造成膽道阻塞上腹部疼動、噁心、嘔吐、腹漲，應給予低油飲食，急性時應配合靜脈注射，維持水份和電解質平衡，避免油煎、油炸及脂肪含量高的食物。

若膽囊切除者1-2天給予流質、低油，漸進爲軟質，慢慢恢復至正常飲食。

第十三節　胰臟疾病

胰臟與蛋白質、脂肪、醣的消化有關。

急性胰臟炎應禁食，靜脈注射讓胰臟完全休息，情況好轉再給予以醣類爲主的清流飲食及低脂飲食，慢慢增加蛋白質之量。

慢性胰臟炎給予高醣、低脂、高蛋白質之飲食。

第十四節　癌症疾病

老人罹患癌症時，會降低其生活品質，營養不良與體重減輕會影響身體健康。

一、癌症身體健康

對抗癌症，現今採用化學療法、放射線治療與免疫療法，癌症治療有一些副作用引起身體不適，如噁心、嘔吐、味覺及嗅覺改變、吞嚥困難、腹瀉或便秘。這些症狀會影響食慾。

二、癌症治療的副作用

㈠噁心、嘔吐、厭食：由於化學或放射線治療對腸胃道刺激，有時造成胃痲痺，重複性的抗癌治療、腦腫瘤或腦壓增加、高血鈣或藥物均會導致噁心、嘔吐，使得身體流失大量水分，造成身體電解質不平衡。

㈡味覺、嗅覺異常：由於藥物、放射線會造成唾液分泌不良，味覺系統受到破壞，使得病人厭食。

㈢食道與小腸黏膜發炎：化學或放射線治療會導致食道與小腸的黏膜受到損害，增加消化與吸收不良，引起營養不良及脫水。

㈣便秘：有些鹼性抗癌藥物會產生神經毒素，給藥後會造成食欲降低、排便降低。

三、癌症病人的營養需要

㈠營養素需求：癌症病人由於能量消耗增加，營養狀況良好者，每日每公斤體重應須35大卡，營養狀況差者，每日每公斤所需的熱量應增加。

㈡飲食原則：採少量多餐，改善攝食不足的現象，採用軟質地或流質食物，病患腸胃功能良好者可用口進食，若無法用口進食採用管灌飲食或靜脈營養注射。

分析討論

不同老人有不同的疾病，每一種疾病均有其飲食設計原則，食物的選擇與烹調，由於老化，活動量減少，熱量攝取不宜太高，少鹽，少糖，少油，高鈣、高纖維是老人飲食基本條件，除此之外需依不同疾病作不同的飲食設計。

延伸思考

疾病老人的飲食有很多限制，因此在口味上不會像一般人的飲食好吃，但爲了健康必須遵守不同疾病的飲食設計原則，如糖尿病就必須限制每餐醣類的攝取，飲食的質與量必須作好控制，有疾病的老人最好利用看病時由營養師做營養指導，才能吃得好。

第五章

長期照顧飲食管理

第一節　健康老人養生村膳食管理

健康老人養生村膳食，如果每餐100人屬團體膳食，由菜單設計、食物採購、前處理、烹調及供應均需注意衛生安全。

一、養生村菜單設計

菜單設計需依老人的生理狀況作設計，一般分為普通飲食、細碎飲食，對於有困難的老人才需作成半流質食物。

菜單需作幾套在一季內循環使用，一般可設計十三餐或十五套菜單，一年設計三套（春秋、夏、冬）一天設計三餐加早點、午點。

㈠養生村普通飲食

每日熱量1450-1650大卡，其中蛋白質占18%、脂肪25%、醣類57%。

每位老人每日飲食量五穀根莖類2.5-4碗，蔬菜半斤、水果2份、肉一兩、魚一兩、豆腐一塊、牛奶一杯、油脂一大匙。

1. 全根莖類可以米飯為主，添加番薯、芋頭、南瓜、山藥、紫米、紅豆、綠豆、黃豆等增加膳食纖維。
2. 蔬菜類選用季節性較嫩的蔬菜。
3. 水果類選用軟質地、不宜太酸、季節性水果。
4. 肉類選用新鮮較瘦的，魚類選用新鮮油脂量較低的。
5. 奶類可用奶粉沖泡，加入麥片或薏仁來飲用。

表5-1　養生村普通飲食

套數 餐別	一	二	三	四	五
早餐	饅頭 魚鬆 糖醋小黃瓜 牛奶	番薯稀飯 麵筋 炒青菜 黃蘿蔔	吐司 炒蛋 生菜 牛奶	綠豆稀飯 涼拌雪菜 木耳薑絲 紅燒油豆腐	五穀雜糧粥 芝麻菠菜 紅燒香菇

套數 餐別	一	二	三	四	五
點心	哈密瓜	餛飩湯	魚丸湯	木瓜	乾拌麵
午餐	白米飯 肉絲雪菜 紅燒豆腐 蘿蔔魚丸湯	燕麥飯 珍珠丸子 拌干絲 炒青菜	燴飯 （米飯、肉片、豬肝、玉米粒、青豆仁、紅蘿蔔）	牛肉麵 （細麵、牛肉、紅蘿蔔、白蘿蔔） 青江菜	米飯 燒獅子頭 燴大白菜 炒雙色
點心	虱目魚粥	牛奶	柳丁	水餃	蘋果
晚餐	五穀米飯 木耳肉末 乾煎魚片 芥菜肉絲	炒什錦麵 貢丸湯	滷肉飯 虱目魚肚湯	白米飯 芹菜肉片 紅蘿蔔炒蛋 紅燒麵筋	陽春麵 滷海帶 白切肉片 炒青菜
套數 餐別	六	七	八	九	十
早餐	加鈣稀飯 燙青菜 紅燒茄子	燕麥粥 牛奶	白稀飯 紅燒豆腐 蔥炒蛋 炒青菜	三明治 （吐司、鮪魚、生菜）	薏仁粥 榨菜肉絲 炒青菜
點心	牛奶	蘋果	羹麵線	鹹粥	奇異果
午餐	三鮮炒麵 （麵、肉絲、豬肝、魚板、紅蘿蔔、白蘿蔔） 青江菜	親子飯 （米飯、肉片、筍片、魚板、香菇、青豆仁） 蛋	白飯 煎秋刀魚 紅燒肉 炒菠菜	番薯飯 蔥炒蛋 煎白帶魚 麻婆豆腐	白米飯 紅燒魚 炸豆腐 炒小白菜
點心	包子	排骨湯	漢堡	麥片粥	綠豆沙牛奶
晚餐	白飯 煎肉片 蘿蔔乾炒蛋 炒青菜	白飯 煎鮭魚 紅燒豆腐 炒青菜	白飯 雞絲 紅燒蘿蔔 炒青菜	五穀米飯 芹菜炒豆干 醬味雞丁 滷白菜	廣東粥 （米、肉絲、香菇、紅蘿蔔、皮蛋）

㈡養生村細碎飲食

養生村老人營養需求量每日老人1700-1900大卡，蛋白質占18%、脂肪占25%、醣占57%，飲食攝取量與普通飲食一樣，只將食物經過剁碎或絞細機械處理，如紅燒獅子頭、炒四丁、麻婆豆腐等，食物切碎但每道菜仍需持有其特色，不可將所有食物混雜。

表5-2　養生村細碎飲食

套數／餐別	一	二	三	四	五
早餐	地瓜稀飯 肉鬆 海苔醬 炒雪菜豆干	小米粥 醬味豆腐 炒四丁	糙米粥 小魚 菠菜	燕麥粥 海苔肉鬆 蔭瓜	綠豆稀飯 蔥炒蛋 滷豆腐
點心	奇異果	牛奶	木瓜	香蕉	牛奶
午餐	蚵仔麵線	米飯 蔥燒魚 豆鼓苦瓜 醬汁秋葵	番薯飯 醬瓜雞丁 煎豆腐 糖醋小黃瓜	加鈣米飯 腐乳雞 煎蛋 炒小菜	什錦繪麵
點心	八寶粥	薑汁地瓜湯	綠豆湯	貓耳朵	鹹粥
晚餐	米飯 香菇肉末 糖醋魚 炒青菜	五穀米飯 四色肉丁 紅燒豆腐 炒青菜	狀元及第粥	炒河粉	米飯 豆鼓蒸魚 玉米雞丁 炒青菜
套數／餐別	六	七	八	九	十
早餐	紫米稀飯 魚鬆	薏仁稀飯 涼拌海帶芽 紅燒豆腐	八寶稀飯 炒銀魚 紅燒豆腐	廣東粥 （米、肉絲、香菇、紅蘿蔔、皮蛋）	魚末稀飯
點心	綠豆湯	哈密瓜	葡萄	芭蕉	胚芽牛奶

套數 餐別	六	七	八	九	十
午餐	米飯 洋蔥肉片 燴莧菜銀魚	皮蛋瘦肉粥	米飯 家常豆腐 塔香茄子 魚香烘豆 涼拌四季豆	米飯 糖醋丸子 紅燒豬腳 炒菠菜	米飯 蔭瓜肉丸 炒魚片 炒莧菜
點心	牛奶	豆花	蛤蚌蒸蛋	紅豆湯	燕麥粥
晚餐	小米粥 紅燒肉 木耳燴白菜 燴四季豆	米飯 清蒸魚 紅燒麵腸 十香菜	白粥 味礑魚 燴豆腐 炒白菜	米飯 梅菜肉末 麻油雞丁 炒青菜	什錦炒飯 (米、肉丁、香菇丁、紅蘿蔔丁、青豆仁、玉米粒)

二、製備與烹調器具的介紹

工欲善其事必先利其器，想要有理想的成品，除了要有烹調技巧好的人，還需要有合適的設備與器具。若能先對設備與用具做周詳的設計與規劃，不但能夠避免資金的浪費更能有效利用空間，簡化製備及烹調過程，節省勞力。

現就選購設備與用具時注意事項，製備與烹調所需的設備與用具分述如下：

三、選購器具時注意事項

㈠良好的材質：器具的材質有許多種如木頭、塑膠、不銹鋼等，其中以不銹鋼材質較易於清理、不易生銹、耐腐蝕，使用年限也長。

㈡構造簡單，容易拆卸清洗：爲了確保食物的衛生安全，器具應於使用立刻清洗乾淨，故選用器具時應要容易裝配，拆卸且容易清洗。

㈢省時省力：所選用的設備與用具應考慮人體工學，工作檯面高度、寬度、水槽深度等都應在正常範圍內。另外考慮生產量及製備量，可選用機器來節省勞力，例如切菜機、手推車、洗碗機等。

(四)良好的設計：設備與用具的設計四面應無死角，且彎曲處是圓弧型，與食物接觸面要平滑、完整沒有裂縫。此外零件應容易更換，保養及操作。

(五)多功能性：選擇設備時應選購多用途的設備，最適當的選擇是一個鍋可以煎、煮、炒、炸還附帶蒸籠的功能；切菜機可替換不同的刀片，切割出不同形狀的成品；果汁機可絞碎、壓汁用。選擇適當且多功能的設備不但可減少不必要的空間浪費，還可節省人力。

(六)合於衛生安全：所有的設備與器具，不可用有毒的材料如鎘、鋁、有毒的塑膠製品，同時必需要有安全裝置如絕緣、自動斷電、警示等等。

(七)詳細的規格說明：設備或用具上應有國家安全檢驗合格的指標、廠商名稱、機器名稱、購買規格、附件、應留意電壓、功能、使用方法、保養注意事項等。

(八)適當的價格：設備與器具的選用，應依每日所需製備的量來考慮，若是一年中僅兩次的活動需要較大容量的設備，就不需花費太多費用於大型設備上。決定一個器具是否需要及大小，是要看平均工作量而不是考慮特殊的日子。

(九)考慮現在的供應及未來發展之需要：餐飲設備與用具要有整體性的規劃，切忌任意添購，規劃時應注意空間大小，依所設計的菜單、供應份數及未來發展來選購設備與用具。

四、製備設備與用具

(一)工作檯面：工作面高度80cm，腳架15cm，桌面長寬依需要而定，工作檯通常同時結合其他特殊用途來設計。

(二)水槽：製備中使用頻率高，不可缺少之設備。水槽應具備不易積存污垢且耐熱、酸、鹼等特性。一般以不銹鋼材質爲佳。

(三)刀具：各國刀具因生活習慣及廚師使用習慣不同有很大的差異。

中式菜刀一般可分爲切薄片刀、剁骨刀、切魚、切蔬菜、切水果等不同用途之刀具。應依不同的切割選用合適的刀具。

㈣切割機器

一般常使用的切割機器有：

1.電動切片機：用來處理火腿、冷凍肉片等，切片的厚薄可自由調整。

2.蔬菜處理機：可更換不同刀片將蔬菜依需要切片、細絲、粗絲等各式形狀。

3.絞肉機：絞碎肉塊，使用時必須留意，要以木棍來推動食物以避免意外。

4.其他：剝皮機、切蔥機等。

㈤製冰機：冷供應食物或飲料需要大量冰塊。市售的製冰機結成冰塊的形狀與製冰板形狀有關，一般以蜂巢式製冰板最好。

㈥各式混合碗及製備所需小用具：混合碗一般使用不銹鋼材質，有些較大型的混合碗附有工作架，以方便移動節省勞力。

製備時所需的小用具尚有漏杓、漏水盆、肉槌等。

五、烹調設備與用具

㈠烹調爐灶：中式與西式爐灶之設計差異大，中式爐大多採用鼓風爐口，灶前有噴水管可噴出水，使檯面乾淨，西式爐灶採用瓦斯或電熱爲熱能來源，工作面較平整。

㈡油煙罩：油煙罩的設計需視烹調區的長度、寬度、熱能及空氣排散程度而定，一般長、寬皆較烹調工作檯面四面多出10-15公分，高度以190公分，深度60公分，油煙管高度約20公分，較理想的油煙罩爲自動清洗油煙設計，若沒有此設備最好有濾油網，定期將濾油網清洗潔淨，以免產生太多油垢，造成重大意外事件。

㈢烘焙機器：烤箱（烤爐）爲烘焙的主體，可分爲下列幾種：

1.旋轉式烤爐：烤箱內具有一直旋轉之旋轉軸，此種烤爐內部較大，耗費熱能較高，烤箱內部溫度控制不易。

2.箱式烤爐：鋼板架於外層，內以玻璃棉隔熱，有1-2門或4-6門，其優點在於所佔的空間小，操作容易，在同一時間內烤不同產品。

3.炫風式烤爐：烤箱內加裝風扇，使熱傳導更均勻，加熱快，時間可縮短1/3。

(四)油炸機：適用於各種食物，如炸雞排、炸雞、炸馬鈴薯。一般可分爲開放式油炸機，壓力式油炸機，成品多汁以壓力式油炸機較適合。

(五)蒸氣迴轉鍋：用以烹調需要拌攪的食物，如炒飯、炒菜等，是省力的設備。

(六)微波爐：利用電磁波震盪食物分子，加熱食物。微波能夠在短時間內將食物煮熟，有迅速烹調，保留食物色澤、形狀、風味且無油煙等優點，除烹調外一般常用於食物再加熱及解凍，但使用時需要注意不能使用金屬器皿，且不應直視爐子。

(七)平煎鍋：利用瓦斯或電力，加熱爐板，使食物變熟的設備。可用以煎牛排、荷包蛋等等烹調。

(八)煮飯機與洗米機：煮飯的機器，由較早瓦斯加熱的煮飯鍋到電子鍋，目前已有全自動的煮飯機，可全自動炊煮出白飯、稀飯，並有預約設定。洗米機具有貯米、自動計量、洗米等功能。

六、適合團體製備方法之介紹

老人院的規模小則數十人，大則數百人，大量製備與小量製備上是有所差異的，茲分述如下：

(一)大量製備與小量製備的相同處：

1.目的一致：無論是大量製備或小量製備，經過烹調後皆可增加食物的美味，並使食物易爲人體消化吸收，而經過高溫加熱亦可達到殺菌的目的。另外，製備的過程中兩種方式皆盡可能保留食物的營養價值，如蔬菜先洗後切，去外皮盡量薄等方法是相同的。

2. 考慮因素相同：供應對象的營養價值、飲食喜好、用具與設備、季節與氣候、預算等，無論是做大量製備或小量製備，在設計菜單時皆應仔細考量。

3. 食物的選購：儲存、製備與烹調方面相同：對於選購食物時品質的判斷不應有所差異，每類食物在儲存時溫度與時間的控制是相同的。烹調時無論在秤量、切法上、烹調辭彙與烹調原理大同小異。

㈡大量製備與小量製備的相異點

1. 大量製備比小量製備更注重食物品質與份量的配合，以免失之毫釐，差之千里。

2. 對於市場狀況大量製備更應有明晰的概念，且要擬定更詳細的計劃，以防止採購弊端。

3. 製備方面：大量製備選用較多的機器設備來減輕繁重的工作並節省工作時間，例如煮鍋中即有稱量水量的刻度以得知水量，無需再稱量。

4. 烹調方法不同：大量食物製備大多採用較快速且方便的烹調方法，如炒爆、滷、炸、烤、燴、拌等，烹調所需的時間亦較小量製備長，若將小量食譜改成大量食譜，所需的時間會增加。

5. 預算：大量食物製備對於食物成本、人事費用、及各項費用的控制應更謹慎。小量製備則較易忽略。

6. 員工工作安排：爲了有效的使員工的工作能達到最高生產力，員工工作應做好安排，並有良好的工作督導，例如工作區內設備的排列，要考慮減少員工搬運的次數及時間，能用手推就不用搬運；又如利用中央廚房作前處理及綜合調味料的處理，將所需的材料、調味料先稱量混勻，廚房不需在浪費時間，以簡化員工的工作。

七、適合團膳的烹調方法

(一)炒

指將已切好的材料在少量的油中，以普通火候或大火翻拌至熟，沒有太多湯汁，亦無芶芡。在團膳的製備上由於食物的量大，在烹調上應注意下列要訣：

1. 材料的切割大小應要一致，成品的熟度才會一致且較美觀。
2. 不同的食物應要分開處理，最後再拌炒在一起，尤其是難熟的材料應要先燙過或過油。

   例如：芹菜炒肉絲，肉絲必須先過油，起油鍋先炒芹菜再拌入肉絲，不但使肉絲不易因量大需要翻拌太久而過老，亦縮短了烹調的時間。
3. 油量要適當，若油量過少容易使菜燒焦黏於鍋底。

(二)炸

材料在多量熱油中，藉油之滾沸力，使材料致熟。使用的油量要沒過食物，炸好的成品才會酥、鬆、香、脆、炸。此方法在團膳烹調上經常使用，烹調時應注意：

1. 材料的大小要一致，炸的時間才易控制。
2. 炸東西時應分批次，團膳使用的鍋子較大，最好每次放入定量的材料，炸好撈起後再放下一批。
3. 油炸之溫度要特別留意，通常在160-170℃，可先放入一小塊材料試油溫，油溫過低，食物會吸油過多；油炸時，可先以大火燒熱油，材料放入後再改中火。
4. 炸好成品，油應要過濾，並迅速於炒菜時用掉；舊油最好勿再用來當炸油，容易影響油炸的品質。

(三)燴

在湯中加入已煮熟或炸熟的材料，以中火煮片刻，再以太白粉水芶芡，使成具有光澤的菜餚，若湯汁中不加醬油則稱清燴，湯中加入醬油則稱爲紅燴。

燴菜製作的要訣如下：

1. 水量要適中，烹調過程中可隨時添加。
2. 先調味再芶芡，但酸性材料（如醋、檸檬汁等）應於芶芡後再加入以避免使澱粉分解，太早加入酸會增加芶芡時太白粉的使用量且不易有濃稠的效果。
3. 太白粉水必需調勻，湯汁滾後慢慢淋入，不可一次倒入，一邊攪拌均勻至湯汁成光滑不具混雜物即完成。
4. 若材料中有蛋液，應於芶芡完成後再淋上拌勻，才能避免蛋過老，所形成之蛋花也較美觀。

㈣烤

材料放入密閉的烤爐或烤箱中，藉火的熱力使食物變熟。中式烤爐是以掛懸吊醃泡好之材料，加熱烤熟，西式烤箱是以烤架平放食物。烤東西時，必定要注意每一種食物所適合之溫差，且烤箱必需要預熱達到溫度後才可使用。

㈤拌

將已處理好的可食材料，加入各種調味料翻覆數次，使材料與調味料能均勻混合，使用拌烹調時材料的搭配、切法及調味料應先準備好，材料煮熟後在供應前才淋上調味料。

㈥煎

將材料放入少量熱油中，用中火慢慢使食物兩面煎成金黃色，並具鬆脆質地者。

煎東西時應注意下列事項：

1. 鍋中用具必需要洗乾淨，鍋先熱後再放油；油熱後才放材料，如此食物較不易沾黏於鍋上。
2. 煎東西時忌一面未煎好就翻面，會使食物外形破壞；為避免外形不佳，可將食物先沾少許粉如麵粉，並於一面煎好後再翻面。
3. 食物煎的過程中若油量不足可一邊慢慢加入。

㈦滷

將各種調味料與香辛料加水煮成滷湯，將材料放入滷湯中，經長時間慢火煮，使材料變軟熟並且有香味者，滷湯的量要多，可循環使用。如滷雞翅、滷蛋等。

八、食物烹調注意事項

根據行政院衛生署的資料顯示，每年到了夏天，臺灣地區因飲食不潔而引發的食物中毒案件就會增多，且患者人數有逐年增加的趨勢。令人擔心的蠅，養生村即是食物中毒的主要場所之一，且每次學校發生食物中毒的人數也不在少數，因此學校團膳管理倍受衛生單位的關切。養生村的餐點，絕大多數是由院方供應，養生村如何提供一個衛生又安全的餐點，促進老人的身心健康，將是每一位從事老人工作者所必須關切的事情。影響老人餐飲衛生安全的主要因素有三：

1. 正確的食物保存及調理方法。
2. 廚房工作人員的個人衛生習慣及衛生常識。
3. 廚房的衛生設備及衛生管理。

1.正確的食物保存及調理方法

⑴食品保存之原則

食品保存最主要的功能是防止食品腐敗、變質及預防食品中毒，爲達食品衛生要求，則需注意下列兩項原則：

① 防止二次污染：利用櫥架有蓋清潔容器，來防止空氣中落菌、水滴、飛沫等所造成的二次污染。

② 抑制細菌增值：長時間的儲存可使用冷藏（凍）庫（冷藏溫度5℃以下，冷凍溫度-18℃以下）及保溫箱或保溫台（溫度65℃以上）等設備。

⑵食品調理之原則

臺灣氣溫非常適合細菌的繁殖，若稍有不慎，則有引發細菌性食物中毒的危機，所以在調理食物時，有三項重要原則：

①保持清潔。

②迅速處理。

③溫度控制。

2.廚房工作人員的個人衛生習慣及衛生常識

⑴廚房工作人員的健康狀態

①工作前應接受健康檢查，如患有A型、B型肝炎或肺結核等傳染疾病者，則不適此項工作。

②若患有手部皮膚病、出疹、濃瘡、外傷等可能造成食物污染之疾病者，不可從事與食物接觸之工作。

③工作人員每年必須至少接受一次健康檢查，以了解身體狀況。

⑵廚房工作人員的個人衛生習慣

①工作人員進入廚房之前，必須穿戴整齊的廚房工作服，以防頭髮、頭皮屑及外來夾雜物落入食物中。

②工作前應用清潔劑洗淨雙手，並依標示步驟正確洗手，正確的洗手流程：

a. 濕潤雙手。

b. 擦入肥皂或洗手液。

c. 兩手心相互摩擦。

d. 兩手自手背至手指相互撞擦。

e. 用手互搓兩手之全部包括手掌及手背。

f. 作拉手姿勢擦洗指尖。

g 沖去肥皂洗淨手部。

h. 利用拭手紙擦乾雙手。

③手部應保持清潔，不可蓄留指甲、塗指甲油或配戴其他飾物等。

④如廁後或手部遭受污染時，應清洗手部。

⑤工作中不可抽菸，嚼檳榔或口香糖等可能污染食物之行為。

(3)廚房工作人員的衛生常識

①器皿掉落地上後，必須重新清洗才可使用。

②掉落地上的熟食，必須丟棄。

③以雙手處理不再加熱的可食食物時，應戴上清潔之衛生手套。

④炒菜時，不可以口對杓直接試吃嚐味，應另外使用淺盤或小碗試吃，以免污染食物。

⑤不可將生食及熟食放置在同一容器內。

⑥不能立即食用的熟食，應放在65℃以上的保溫台中，防止微生物孳生。

⑦所有可食食物必須加蓋蓋好，沒有加蓋的食物會引來蒼蠅及塵埃。

⑧不可坐臥在工作台或調理台上，防止污染。

⑨破損的器具或餐具應丟棄，因為易藏污納垢或割傷。

⑩不要將廢棄物放置在可食食物邊。

3.廚房的衛生設備及衛生管理

(1)廚房衛生的基本設施

①牆壁、支柱和地面：牆壁、支柱和離地面一公尺以內之部分應舖設白磁磚、淺色油漆和磨石子，地面應使用不透水、易洗、不納垢之材料舖設，不得積水，並保持清潔。

②樓板或天花板：應為白色或淺色，表面光滑，易於清洗且不可有破損現象。

③出入口及門窗：應裝置紗門、紗窗或其他防止病媒蚊侵入之設備。

④供水設備：水是廚房中不可缺少的物質，水質必須符合飲用

水標準並有充分的水量及適當的水壓。

a. 凡與食品接觸者應符合飲用水水質標準。

b. 非使用自來水的部分應設置淨水或消毒設備，使用前應向當地飲用水主管機關申請檢驗，合格後才能使用，繼續使用時每年至少應重新申請檢驗一次。

c. 蓄水池（塔、槽）應有污染防護措施，定期清理，保持清潔。

d. 定期測定水中餘氯並做官能檢查，以避免水管破裂，蓄水槽受污染。

⑤ 排水系統：應有完善暢通之排水系統，排水溝應加蓋，出口處應有防止病媒侵入之設施。

⑥ 光線：廚房工作台和調理檯桌面的光度應在200燭光以上。

⑦ 通風與排氣：有良好之通風及排氣設備，且通風及排氣口應保持清潔，不可有灰塵或油垢。

⑧ 洗手設備：地點應設置適當，數目足夠，且使用易洗、不透水、不納垢的建材。

⑨ 廁所：與廚房應有所隔離，與水源的距離應在20公尺以上。採用沖水式，並設有流動自來水和洗手設備，內部通風，採光良好並保持清潔。

⑵廚房設備及用具的衛生管理

① 洗滌設備

餐具的清潔是確保飲食衛生的重要因子之一，因此廚房中必須設備要清洗、沖洗及消毒之三槽式餐具洗滌殺菌設備，並有充足之流動自來水和熱水提供洗滌使用，以下爲清洗餐具的簡單流程：

a. 預洗：除去餐具中剩餘的菜餚，並用溫水沖去殘留物和油脂。

b. 清洗：將清潔劑泡在43-49℃的水溫中，以刷子、海綿或手將餐具中的食物殘渣或污油徹底清除乾淨。

c. 沖洗：利用乾淨的溫水沖洗餐具中的清潔劑，沖洗過程應保持流動自來水，使帶有清潔劑的水能流出，防止污水滯留。

d. 消毒：將餐具浸潤在80℃以上的熱水或200ppm的氯水2分鐘以上。

e. 乾燥：將餐具取出，放置在餐具籃中風乾即可。

② 抽油煙機

最好使用不鏽鋼漏斗型油煙罩，抽氣能力以可完全排氣為原則，需定期清理不可留有油垢。

③ 砧板及刀具

防止砧板及刀具使用不當或衛生不好而引起食物間的相互污染，甚至引發食物中毒，因此使用時應注意下列幾點：

a. 不可使用木製砧板，應使用食用級高密度合成樹脂砧板。

b. 不同用途的砧板及刀具應以有色膠帶標記，以利區分。最好能有四塊砧板，分別處理蔬菜、水產、畜產及熟食。

c. 用具使用後，應立即洗淨並定期消毒，通常可用熱水(85℃)、氯水(200ppm)或紫外線等消毒法。

d. 消毒後的砧板應側立，以免底部受到二次污染。

④ 清潔及清掃用具

a. 最好採用淺色抹布，如有發霉現象出現，則不可再使用。

b. 抹布應類似砧板分類方式使用，多準備數條，擦拭切熟食的砧板及菜刀時，更須使用專用的抹布。

c. 抹布應每日清洗，最好能用沸水煮30分鐘，應於晾乾或烘乾再使用。

d. 海棉或菜瓜布等清潔用具洗淨後可浸於150 ppm的氯液中消毒。

e. 清掃用具（掃把及拖把等）不能放置在廚房內。

⑤ 調理器皿

a. 常用器皿有鍋、杓子、鍋鏟、濾網、水壺等，使用後應先清洗，再以熱水、氯水或紫外線消毒，並有專門位置存放。

b. 與食品接觸的器具不可直接放置於地面，應置放在高度30公分以上的檯面。

⑥ 調理台

應以易洗、不納垢的不銹鋼材質爲主，且於每餐後清理桌面油污，其清洗方法爲：

a. 一般性污物可用海棉或布沾上中性洗潔液及氯水先行擦抹後，再以水沖洗。

b. 難洗污物或油性污物可用三氯乙烯，酒精溶液或丙酮、苯酮等有機溶液先使污物脫離後，再以水沖洗。

c. 變色部分可用研磨材料如亮光粉將它擦亮，研磨時方向要與表面平行。研磨後再用水沖洗。

e. 生銹部分可先用15%的鹽酸或市面上所販賣的除銹劑把銹去除後水洗。

⑦ 餐具：使用不銹鋼餐具爲主，因其耐用、安全又易清洗：不鼓勵使用免洗餐具，易造成廢棄物處理的麻煩。

⑧ 餐具櫥

餐具櫥是放置清潔且消毒過餐具的地方，其注意事項如下：

a. 最好採用不銹鋼製。

b. 本身應有防止病媒進入及灰塵污染的功能。

c. 經常保持內部清潔與乾燥。

d. 可增加烘乾設備。

e. 內部不可堆放其他雜物。

⑨ 冷凍或冷藏設備

設置冷凍設備的目的，主要是延長食物的保存期限，溫度控制和防止二次污染爲冷藏或冷凍室衛生管理的主要項目。

a. 冷藏溫度應保持在7℃以下，冷凍溫度應在-18℃以下。

b. 室內物品需排列整齊，裝置容量不可超過70%，讓冷氣充分循環。

c. 盡量減少開門次數和時間，定期除霜，保持冷凍（藏）溫度。

d. 遠離熱源。

e. 定期清洗和消毒（200ppm的氯水），確保冷凍（藏）室的清潔。

f. 蔬菜、水果、水產、畜產原料或製品，應分別加以適當包裹，以避免交互污染。

g. 熟食品應先以容器分裝後密封，再放入冷凍藏室。

h. 內部應設有棚架，食物不得相疊置放，以避免污染。

i. 不可放置其他物品。

⑩ 乾料庫房

乾料庫房主要是儲藏乾燥的食品物料，其衛生管理事項如下：

a. 物料應分開包裝儲藏且庫內應保持涼爽通風。

b. 採光良好並有防止病媒侵入之設施。

⑪ 清潔及消毒用品

a. 食品、與食品接觸的器具，皆不可使用洗衣粉洗滌。

b. 清潔劑及消毒劑應正確標示其毒性和使用方法，存放於固定場所且上鎖，以免污染食物，其存放與使用方法應有專人負責。

(3)廚房環境的衛生管理

① 廢棄物的管理

不妥善處理廚房之廢棄物，容易引起惡臭和誘來蚊、蠅、蟑螂等病媒，因此在處理廚餘及垃圾時應注意：

a. 可燃和不可燃垃圾分別處理，且將固體和液體廢棄物分開放置。

b. 放置有蓋垃圾桶及有蓋廚餘桶，內部應放置塑膠袋，以利清理。

c. 每回作業完畢應立即清理，若不能即時搬走時，應先密封儲藏，必要時先行冷藏，防止廚餘發酵、腐敗、發臭，孳生有害動物。

d. 廚餘及垃圾之堆積場所應與調理或加熱場所隔離。

② 廚房病媒管理

一般所謂之病媒乃專指蚊、蠅、蟑螂、臭蟲、跳蚤、蝨、鼠等動物，這些動物的孳生散佈是傳染病蔓延之主要因素之一，食物亦可能遭受病媒之糞便排泄物污染，或病媒攜帶食物中毒菌而污染食物。若能做好廚房環境衛生，便可防止病媒侵入，其主要防治步驟有四：

a. 不讓牠進來

(a) 安裝紗窗和紗門。

(b) 採用水封式水溝：水溝採用水封式出口，做出U型管道，並裝上0.6公分孔目大小的金屬網，防止鼠蟲進入。

b. 不給牠東西吃

(a) 妥善存放食物-食物應儲存於密封的容器內。

(b) 垃圾和廚餘要密封處理，並隨時保持廚房地面的清潔。

c. 不讓牠住

(a) 經常清理乾料庫房，不任意堆積雜物。

(b) 注意死角。

(c) 排水溝、通風口保持通暢。

d. 撲滅牠

(a) 捕鼠籠。

(b) 捕蟲燈。

(c) 化學藥品防治法-噴灑殺蟲劑殺死病媒，但調理檯桌面不可噴灑。

(d) 其他：使用蒼蠅拍及捕蠅紙等。

九、自我衛生檢查

從上述的資料中，大家應該可以掌握老人餐飲衛生安全的重要原則。若要眞正落實園內餐飲衛生安全，維護老人身體健康，則需建立自我檢查制度。衛生檢查的工作，可由養生村內廚房工作人員和負責老人餐點的教師組成一個評鑑小組，製作衛生管理自我檢查表，藉由各項查核依據，提高工作人員對衛生的關切，並可從檢查過程中發現問題進而討論改善，減低園內因衛生設備不好、調理食物時不小心，不當儲藏食物或工作人員衛生習慣不好等種種原因，引發細菌性食物中毒。

此外每日供應的餐點應預留一份，保藏在冰箱中，以備發生食物中毒，能立刻化驗了解老人食物中毒時，能立刻化驗了解老人食物中毒的原因，以供醫療參考。如一時疏忽而造成院方內老人食物中毒時，千萬不可慌張，依照下列步驟處理，即可避免事態繼續擴大，波及更多的老人。

(一) 立即將患者送醫急救。

(二) 將預留的剩餘食物，患者嘔吐物或排泄物送至衛生單位檢驗。

(三) 盡速通知衛生單位派員處理，同時陳報上級單位（社會局或教育局）協助處理。

第二節　長期照顧

一、定義

長期照護是指身心功能障礙者，在長時間內提供一套醫療、護理、個人及社會的照顧，目的在促進或維持被照顧者的身體功能，促使能獨立自主，維持正常的生活。

二、長期照護之機構

長期照護包括護理之家、長期照顧、養護安養及居家服務等五種機構。

(一)護理之家：協助照顧須整天照顧服務的人，包括醫療、護理、復健的服務。

(二)長期照護機構：照顧長期慢性病需醫療照顧之老人。

(三)養護機構：照顧缺乏生活自理能力之老人。

(四)安養機構：照顧生活能自理，但被照顧者無親屬扶養或親屬無能力扶養。

(五)居家服務：由居家服務員到家中提供家務或日常照顧。

三、長期照顧機構飲食

長期照顧機構的老人有生理健康、心理不健康（如失智老人），有身心均不健康的老人（如長期臥床），因此其飲食有下列幾種

(一)普通飲食

為提供生理健康老人熱量及營養素，使其生理機能正常運作。

其飲食原則如下：

1.均衡攝取六大類食物

每日低脂奶1-2杯，蔬菜3份，水果2-3份，全穀根莖類1.5-4碗，豆、魚、肉、蛋類2-4份，油脂2-3大匙。

2.不偏食，不暴飲暴食。

3.每天少量多餐

一天5餐，三餐之外加兩次點心，即正餐前1.5-2小時前給予點心，即早點與午點。

㈡軟質飲食

提供牙齒咀嚼力不佳的老人，質地軟、容易咀嚼的飲食，其飲食原則如下：

1.均衡攝取六大類食物。

2.選用較軟質地的食物。

3.避免大塊、堅硬、過老的食物。

4.烹調時不宜用油炸或加辛辣調味料。

㈢剁碎飲食

提供咀嚼有困難、頭頸部癌症老人的飲食，將食物剁碎，由口腔進食，獲得足夠的營養，其飲食原則如下：

1.均衡攝取六大類食物。

2.將食物剁碎後，烹調再供應。

3.注意食物色、香、味之搭配。

㈣半流質飲食

提供胃炎、消化不良、發燒、咀嚼及吞嚥有困難老人的飲食，製作成增加咀嚼即可吞嚥之半流體飲食。

其飲食原則如下：

1.均衡攝取六大類食物。

2.少量多餐。

3.食物選擇以質地細、易消化為原則。

4.避免多筋的肉類。

5.避免粗糙的蔬菜、水果、豆類。

6.不使用油炸的烹調。

7.注意食物色、香、味之搭配。

㈤流質飲食

提供頭頸手術，不能用牙齒咀嚼及進食的老人，製作成不需咀嚼也能由口腔獲得應用有營養。

1.均衡攝取六大類食物。

2.少量多餐，每日5-6餐。

3.選擇質地細、易消化的食物。

4.不可選用質地粗糙的蔬菜、水果、全穀類、豆類。

5.進食辛辣、味道怪、具酸味且黏稠度高的食物。

6.食物烹調後經果汁機打碎，需要過濾，完全無渣。

㈥管灌飲食

將食物以均質化的液體，由鼻至胃、鼻至十二指腸、鼻至空腸，由食道造口、胃造口、空腸造口等途徑，進入人體的飲食，提供不能由口進食的老人營養，其營養原則如下：

1.適用於下列狀況之老人

老人有中風、昏迷、食道阻塞、牙齒疾病、吞嚥困難；食道阻管、灼傷、敗血症、癌症、厭食、憂鬱症。

2.經由合格廠商提供配方

合格廠商提供符合長期臥床老人管灌的配方，將蛋白質水解成水解蛋白質，將脂肪分解成中鏈三酸甘油脂，將碳水化合物以葡萄糖聚合物來取代。

3.管灌配方有下列幾種

(1)單一配方

如水解蛋白質、中鏈三酸甘油脂、葡萄糖聚合物之配方，可由院方自行搭配，如腎臟病患可搭配高熱量、低鈉、低鉀、低磷之配方。

(2)元素飲食

適用於腸道功能不全者，將短鏈胜肽的胺基酸、葡萄糖聚合物、中鏈脂肪酸搭配，讓營養素在小腸近端被吸收，此營養素被消化吸收，產生較少的糞便渣滓。

(3)聚合配方飲食

以完全營養素調配，做成粉末或液體狀，優點爲方便、衛生安全，含有完全的營養素。

(4)混合攪拌的配方

將自然食物經由攪拌，均可混合成流體狀，適合腸胃道功能正常、吞嚥或由口進食有困難的老人，此種方式食物較可口，若分子太大易阻塞管子，若沒有清乾淨容易造成衛生不佳。

四、老人養生飲食

老人飲食要注意足夠的營養，才能促進健康，提高生活品質，適當的飲食調配是重要的一環，現就老人養生飲食敘述於下：

(一)維持理想體重：老人在維持理想體重，可降低肥胖、代謝症候群、退化性關節炎等疾病。

(二)均衡飲食：老人膳食每日攝取六大類食物是十分重要的，奶類以低脂爲主，每日1-2杯，以補充身體流失的鈣質，蔬菜類每日2-4份（即200-400公克），以嫩質地蔬菜爲主，若牙齒咀嚼力不佳將蔬菜剁碎或攪碎應將纖維素吃進去，以協助腸胃蠕動；水果類每日2-3份，不能只吃果汁，應將果肉吃進去；全穀根莖類每日1.5-4碗，豆、魚、肉、蛋類每日2-4份，（每份一兩）。

(三)少量多餐：由於老人之活動量減少，身體消化酵素分泌減少，不能一次消耗大量食物，每日宜提供5餐，早餐要提供營養的食物，午餐要吃飽，晚餐量要少，兩次點心以早餐與午餐爲主，點心每次約150-200大卡，點心時間應在正餐前，1.5小時至2小時。

(四)每日訂時定量：每日定時定量可促進腸胃道正常地消化吸收。

(五)供應季節盛產的食物：食物以新鮮爲主，供應季節性盛產的食物，不宜供應存放很久的食物。

(六)避免提供容易脹氣的食物：由於老人的腸胃道不同，每位老人對易於產生脹氣的食物均有不同，如有些老人對番薯產生脹氣，有的對黃薑或韭菜產生脹氣，宜視個人狀況避免吃易產生脹氣的食物。

(七)宜吃低鹽、低油、低糖、高纖的飲食：由於老人代謝降低，飲食應降低鹽、油、糖，以高纖食物爲主，蛋宜先爲切碎或攪拌再食用。

(八)補充足夠的水分：老人是需要水份來維持體液滲透壓、藥物代謝、體內廢棄物之代謝，每天補充水分是必要的，每日建議喝8杯水。

(九)適度運動：散步是老人最好的運動，每日多走路，以散步爲宜，不適合做劇烈的運動，每週3次，每次運動30分。

(十)社會支持系統：老人的社會支持系統會影響其飲食行爲，有良好家庭、與人共餐、有好的社會網絡及社會支持好的老人有較好的飲食行爲與飲食滿意度，社會網絡系統若被破壞，如失去配偶或朋友，則會出現不當的飲食攝取。

(土)老人個人因素：研究指出，女性、年齡小、外省籍、教育程度高、有配偶、經濟狀況好、收入高、居住在城市、身體健康的老人會有較好的飲食行爲。

第三節　廚房衛生管理

一、工作地區的設備

1. 地面應用不透水材料，應有充分坡度及排水和防鼠設備，並常常清洗，保持乾淨。
2. 天花板、牆壁須很堅固，經常油漆，保持清潔。
3. 光線充足，光度至少有100-160lux。
4. 空氣充分流通，有適當之排油煙設備。
5. 窗戶應加紗窗，以防蚊蠅進入。
6. 適合的衛生盥洗室及廁所，且廁所不得面對廚房。
7. 工作場所每年至少刷新一次。
8. 工作場所應保持清潔，不得飼養家禽、家畜。

9.應備有蓋之垃圾桶及裝廚餘之容器。

10.應有三槽式洗滌餐具設備、殺菌設備。用具經洗滌殺菌後應保持清潔，並妥善存放，最好放在不銹鋼密閉之餐具櫥內，切忌放在木製之櫥櫃中，會有蟑螂進入。

11.應有足夠且清潔之冷凍、冷藏設備，冷藏溫度應保持在5℃以下，冷凍溫度應在-18℃以下。生食、熟食分開存放，儲存熟食應加蓋或覆上保潔膜，避免食物受到污染。每日應有人負責整理冷凍、冷盤庫，每週應清洗內壁一次，每日定時檢查各冷凍庫之溫度，以免電路系統受損，使食物損壞。

12.乾料儲存庫應有良好的設計：

有適當的溫度 (5-22℃) 控制，避免日光直射。若日光直射入庫房，會使庫房溫度升高，導致細菌繁殖。且應有適當的相對濕度(40-60%)。食物不能直接放於地上或靠牆，應有可調整高度之金屬鐵架，東西離地15-20公分，隨時保持潔淨，應有良好的存放秩序。

二、用具方面

1.工作檯上應以不銹鋼材料舖設，四周以圓的彎角爲佳，每日確實清洗。

2.食物應在工作檯上料理，不得直接放於地面。

3.刀與砧板要確實區分切肉、切菜，生食與熟食亦應分別處理。木頭砧板有裂縫時應換新。切割用具如刀、砧板在使用前，應用60℃以上之熱水刷洗，以去污物。

4.調味品應以適當容器盛裝，使用後隨即加蓋。

5.油煙機應定期清理，保持乾淨，不得有很多油垢。

6.不必要之用具就丟棄不用，需要用之器具應歸位排列整齊。

7.用具應隨時刷洗乾淨，地面也要每刷洗，洗後保持乾燥。

三、飲用水衛生

餐飲業的作菜過程中，水是非常重要的，它不能受到任何污染，在世界上曾發生過幾次經由水污染造成的傳染病，如細菌性痢疾、霍亂，均是因糞便污染了水源所引起的，所以餐飲業用水應十分注重其衛生管理。

㈠現今餐飲業用水受到污染之原因

1.地下室蓄水池緊鄰污水池，而池壁防水工程未盡完善，如池壁龜裂，導致蓄水池受到污染。

2.屋頂水塔未能密蓋，有污物落入水中，污染水池。

3.蓄水池、水塔或室內取水線破裂，使水質受污染。

4.飲水機或製冰機未定期清理，使細菌大量生長。

㈡飲水管理

1.應接用自來水，若無自來水供應，則應改用良好水質之水源，並經衛生機構確實檢查乾淨。

2.應作水質檢驗：如檢驗飲用水之自由餘氯量、酸鹼度，及是否有大腸菌污染。若飲用水中有大腸菌或生菌數超量時，表示水中有病原菌，應加以消毒殺菌處理，否則不宜飲用。

3.飲水機應加強清理及換過濾心之工作，尤其各種不同品牌的過濾殺菌之材質亦不同。如有活性碳為過濾之材質，當活性碳顆粒孔洞塞滿後，就喪失了過濾作用，且成了細菌繁殖之溫床，所以應定期清理，使其活性炭經常保持清新之狀態。有的是以紫外線殺菌，以2,537A波長15W之紫外線燈照射8公分，可在1分鐘內完全殺菌。也有的以離子交換樹脂，隔一段時間應以適當藥劑實施逆洗，使其交換樹脂重新活化。

8.病媒管理

凡是有食物的地方一定會招致蒼蠅、蟑螂、老鼠的侵擾，此等病媒常將病原體由一寄主帶至另一寄主，導致傳染病之發生，同時在牠們身上常帶有許多病原菌，如沙門氏菌、志賀菌，所以應加強杜絕病媒之工作。

㈢老鼠之防治工作

1. 鼠害：鼠類的危害，可分爲七點：

⑴污染或損害食物。

⑵傳染疾病。

⑶咬傷人和畜類。

⑷破壞家具、電線等物品。

⑸竊食糧食。

⑹損害農作物。

⑺擾亂安寧。

2. 鼠疫：就人體而言，鼠疫可區分爲四種：

⑴腺鼠疫：感染部位主要爲血液，鼠疫桿菌阻塞於淋巴腺中，尤其是鼠蹊及腋窩；症狀是淋巴腺發炎紅腫，化膿潰爛；它最常見的鼠疫型態，被具有感染力的跳蚤咬所致，也可經由接觸傳染。死亡率40-70%。

⑵敗血鼠疫：感染部位是血液內具有大量鼠疫桿菌；症狀是淋巴腺阻塞衰敗，皮下發生溢血，繼而轉爲黑色，因此有黑死病之稱；經由具有感染力之鼠蚤叮咬所傳染，致病力很強；受感染者，難逃一死。

⑶肺鼠疫：鼠疫桿菌存在肺部；它是最危險，可以藉接觸、咳嗽、痰液、吃到污染的東西而傳播；死亡率90%以上。

⑷森林鼠疫：它可以感染松鼠、木鼠、鹿、小鼠及土撥鼠；接觸到患有鼠疫死去之鼠屍而感染，並不是經由鼠蚤傳播；它也可直接由人傳染給人；對人類不具很高的傳染力。

3. 防治

⑴斷絕鼠糧：不讓牠有食物可吃。乾料庫房之設計應注意不能有孔洞可讓老鼠進入，食品應儲存於密閉之容器內，垃圾和廚餘

應收集於有蓋之垃圾桶或廚餘桶，並按時清理桶之四周，應經常保持清潔。

(2)斷絕鼠居：不讓牠有居住的地方。門、窗、通風口等應加裝鐵網，排水管口應加鐵柵，牆壁孔洞應注意要封口。

(3)用各種方式來捕殺：若在餐飲機構內發現有鼠糞、足印等，就應用捕鼠籠、黏鼠紙來捕殺，若選用藥劑應注意如何去尋找死鼠，否則鼠體腐敗後，會造成更大的困擾。

①天敵的利用：自然界中，貓、蛇、狎、黃鼠狼捕捉老鼠，是鼠的天敵。

②灌水：用大量水灌入鼠穴，並於穴外放置羅網，當鼠逃逸時，可以捕殺。

③電殺：置通電流裝置，當鼠取食，將觸電而死。

④黏鼠板：用黏鼠板或黏鼠板捕捉黏殺，但黏鼠板中央應放食物作餌以吸引老鼠。

⑤紫外線燈：一種特製的黑色燈管，釋放出對夜行性動物眼睛特別敏感的長波紫色燈光，預防鼠類入侵住宅。

⑥藥餌毒殺：分爲直接毒劑與間接毒劑。直接毒劑爲急效性，只需一次量藥劑；間接毒劑爲累積性的多次量藥劑，連續攝食3-9天，中毒老鼠因內出血而無痛苦地死去。

⑦毒粉：將粉狀殺鼠劑，撒於鼠洞口或鼠徑上，殺鼠劑即沾在鼠類的皮毛、腳趾上，然後藉其舔洗皮毛、足趾的習慣達滅鼠的目的。

⑧毒氣：以煙燻消毒是針對密閉建築物、船隻、倉庫、鼠洞內，是最迅速、最有效的方法；常使用的燻蒸劑如氰化鈣($Ca(CN_2)_2$)。

⑨忌避劑：避免鼠類破壞家具或電線，將忌避劑濃度調至不傷害人體的程度，噴灑於易受到老鼠咬囓的器物上，保護它們免受破壞。

⑩化學不孕劑：一種化學品，使雌鼠或雄鼠作暫時性或永久性地停止生育，以達到滅鼠的目的。

⑪群衆共同防治：滅鼠要大家一起努力，才能達到效果。推廣衛生宣傳教育，「滅鼠工作，人人有責」，每戶人家都能經由一致滅自家內的老鼠，然後一地區的鼠害才得以解決。

a.宣傳與公共關係：滅鼠爲一長久計劃，大家應成立合作關係才能達到滅鼠的目的。可藉由傳播媒體宣傳，或交由社區組織或機關團體，作相關知識的宣傳。

b.衛生教育宣傳方式：可藉由電視、收音機、宣傳插播、電影院幻燈片宣導等。

㈣蒼蠅之防治工作

1.斷絕蠅糧：注意工作環境，地面盡量保持乾燥，製作完畢後一定要刷洗乾淨；垃圾、廚餘應有妥善之處理。

2.餐室設備應有杜絕蒼蠅之措施：如統一麵包廠製作之場地入口、牆壁完全塗上黑漆，即設暗走道，蒼蠅就無法進入，裝設紗門、紗窗；食物經驗收完畢就收入冷藏、冷凍庫或乾料儲存庫，並將留下之魚腥味、蔬菜渣屑予以沖洗乾淨，以免產生臭味招來蒼蠅。

3.利用捕蠅紙、捕蠅器、捕蠅燈來殺蒼蠅。

4.四周的排水溝應定期請人來噴藥，以撲滅蒼蠅幼蟲。

㈤蟑螂之防治工作：在餐飲業中的防治蟑螂工作相當麻煩，因牠繁殖十分迅速，且本身帶有許多病原菌，像沙門氏菌，且其分泌物有特殊臭味，一旦污染食物，不僅使食物難以下嚥，有時甚至導致食物中毒。

1.食物進入庫房前應注意其用來盛裝之木箱是否有蟲卵。

2.注意各種入口之管道，可加以封閉適當處理，如排水溝溝蓋應完善、不積水，定期清理排水溝。

3.餐廳每隔半年請專人來噴藥一次，但噴藥前，應妥善收藏食物及所用之餐具。

4.廚房定期自我檢查

身爲餐飲機構之經理或營養師，在餐廳管理中負責督導之職責，應作自我檢查，訂定一些品質管理原則，方可提供營養美味且合於衛生之餐食。

㈥食物方面

1.採買選購

⑴新鮮食品：一般食品之選購有一定的標準，不要貪小便宜去選用已有腐敗現象的食品，如：

① 肉類有異味，表面有黏液，則應退貨。一般雞肉類可用利刀插入翅膀與雞胸之交界處，刀子取出有異味，表示已不新鮮。

② 魚類、海鮮之眼睛下陷或骨頭可由肉身拉開者，表示不新鮮。有人以海鮮類身上肢節斷了幾節來判斷其死了幾天。

③ 蔬菜水果之新鮮度，可由菜葉是否肥厚、形態是否完整來作判斷。

④ 奶類以包裝良好、無分離物、沉澱物或酸味、異味產生者爲佳。

⑤ 五穀類應選購穀類堅實完整、無發霉、砂粒。

⑵罐頭食品或加工食品

① 應注意罐頭不能有膨罐者。

② 加工食品要注意其食品包裝完整，有完善之食品標示，如：廠名、地址、品名、內容物、食品添加物、製造時間、日期、保存期限。

2.儲存方面

⑴冷藏庫、冷凍庫方面

① 應有正確的溫度和濕度。一般情形之相對濕度在75-95%，溫度在0-7℃。

②每日檢查庫房二次，以防臨時停電或電路系統受損。

③東西應有良好之存放處，在物品包裝上貼標籤，註明內容物之部位、規格、數量、進貨日期。

④所有食品不可重疊，應使空氣流通。

⑤所有食物均不可反複解凍。

⑥定期除霜並清潔冰櫃。

(2)乾料庫房

①所有食物均以先進先出爲原則。

②食物放在架上應排列整齊，不可有殘渣掉於四周，應隨時清理乾淨。

③粉狀之食品應放於密閉之容器；罐頭或調味料，應放於陰涼場所。

3.供應方面

(1)注意品質，除了色、香之外，尚要注意做出來之食物是否有異味產生，若有餿掉之味道，不應供應。

(2)員工在操作生吃的食物（如沙拉或水果派）時，是否合乎衛生，是否用熟食專用之砧板，是否戴用過即丟之手套。

(3)冷供應之食物是否達冷藏溫度0-5℃；熱供應之食物最好保溫在60℃以上。

(七)員工方面

1.員工之外表是否合乎整潔標準；穿戴衣帽、戴髮網、剃髮鬚、不戴裝飾品。

2.工作時不抽菸，及工作過程是否合乎衛生標準。

3.員工是否健康、沒有感冒、是否沒有刀傷。

(八)餐具方面

1.是否按一定之程序：如先除去食物殘渣，再以50-60℃之熱水清洗，再泡於清潔液中，之後以80℃以上熱水泡2分鐘；洗好後是否將餐具拿到殺菌櫥殺菌。若在洗好後用髒抹布擦拭，則得到反效果。

2.較好的餐飲機構，應再作餐具上殘留澱粉或脂肪之檢驗。

(1)殘留澱粉檢驗：以稀釋碘（100c.c.之水，加100c.c.之碘）放在洗好的餐具上，讓它擴及全面，若變成藍黑色，即表示有澱粉存在。

(2)殘留脂肪檢驗：以紅色4號色素0.5公克注入100c.c.酒精，滴在餐具上擴及全面，用水輕洗，若有脂肪殘留，其該部分將變成紅色。

(九)飲用水方面：作水質之檢驗：

1.檢驗自由餘氯量：水樣加試藥 (o-tolidine) 擴散均勻後與標準色比色，若呈黃色，其比色數字就是自由餘氯量。

2.以大腸細菌檢查紙檢驗是否有大腸桿菌存在：用經過滅菌之吸管取水1c.c.注入塑膠袋後封口，放在38℃之恆溫器，過一夜後，若有大腸桿菌，則8-10小時就有紅點；若全體變紅或紅點周圍模糊，表示大腸桿菌很多。

(十)病媒防治方面

1.隨時檢查餐室角落是否有齧齒類動物之蟲卵或糞便。

2.每半年徹底清理一次，大型餐飲機構可請專人來噴藥、清除，但忌污染到食物和餐具。

表5-2　膳食衛生管理自行檢查表

年　月　日

檢查項目		良好	尚可	不良	說明
一、工作人員上工前	1.是否著整齊淺色的工作衣、帽及鞋				
	2.手部是否有徹底洗淨，且不得蓄留指甲、塗指甲油及佩戴飾物等。				
	3.應每年至少接受健康檢查乙次，如患有出疹、膿瘡、外傷、結核病、腸道傳染病等可能造成食品污染之疾病，不得從事與食品有關之工作；新進員工應先體檢合格後方可從事工作。				

檢查項目		良好	尚可	不良	說明
	4.進出廚房的門應有防治病媒設施，且須保持關閉狀態。				
二、工作中人員個人衛生	1.工作中不可有吸菸、嚼檳榔、飲食等可能污染食品之行為。				
	2.工作中不可有蓄意長時間聊天、唱歌等可能污染食品之行為。				
	3.每做下一個動作前，應將手部徹底洗淨。				
	4.如廁後是否有將手洗淨。				
	5.廚房內的訪客是否有適當的管理。				
	6.非工作時間內，不得在廚房內滯留或休息。				
	7.工作衣、帽是否有保持清潔。				
	8.是否有以衣袖擦汗、衣褲擦手等不良的行為。				
	9.打噴嚏時，有否以衛生紙巾掩摀，並背對著食物。				
	10.手指不可觸及餐具之內緣或飲食物。				
三、食物前處理	1.購買回來之食品，應放置架上且儘速處理，不可推置。				
	2.蔬菜、水產品、畜產品等應分開洗滌，以避免污染。				
	3.洗滌槽內的水應低於水龍頭的高度，以避免水倒流而污染水源。				
	4.洗後之食物應瀝乾後再送往調理加工場所。				
	5.蔬菜之洗滌應以清潔的水浸洗後，再以流動之自來水沖洗即可將蔬菜洗淨，不可使用清潔劑來浸洗，以避免清潔劑殘留於蔬菜中。				
四、調理加工衛生	1.地板應經常保持乾燥、清潔。				
	2.應有空氣補足調節設施。				
	3.牆壁、支柱、天花板、燈飾、紗門應經常保持清潔。				
	4.應至少有二套以上之刀及砧板，以切割生、熟，且生、熟食必須分開處理。				
	5.食物應在工作檯面或置物架上，不得直接放置地面。				

檢查項目		良好	尚可	不良	說明
四、調理加工衛生	6.食物調理檯面應以不銹鋼材質舖設。				
	7.切割不再加熱即食用之食品及水果，必須使用塑膠砧板；處理必須經加熱再行食用之食品，若使用木質者，應定期刨除砧板之上層，以避免病原菌滋生。				
	8.排油煙罩之設計應依爐灶之耗熱量為基準，且高度應適中，並有足夠能力排出所有油煙及熱氣。				
	9.排油煙罩應每日擦洗，以避免污染食品，並防止危險事故。				
	10.冷藏溫度應在7℃以下，冷凍溫度應在-18℃以下，熱藏溫度在60℃以上，且食物應加蓋或包裝分類儲存。				
	11.調理場所之照明應在二百燭光以上並有燈罩保護，以避免污染。				
	12.烹飪之食物應儘速供食用。如需冷藏者應先將食物分置數個不同的小容器內，並儘速移至冷藏室內儲存。				
	13.食物之調理必須確實完全熟透，避免外表已熟，但內部未熟之現象。				
	14.不得供應生魚片等未加熱處理之水產品。				
	15.供應餐盒之食品，應選用水分較少，不易變質，調味上帶有酸味且製作時容易控制成品衛生狀況之菜餚，保存時間夏天不超過二小時，冬天不超過三個小時為原則。				
五、用膳衛生	1.不可聞到調理加工之烹調味道，以避免油煙污染餐廳。				
	2.配膳檯應設有防止點菜者飛沫污染之設施。				
	3.配膳檯應保持整齊、清潔，熱保溫之充填水應每餐更換；非供膳時間槽內應保持乾燥、清潔。				
	4.用膳場所之桌面及地板應經常保持清潔。				

檢查項目		良好	尚可	不良	說明
五、用膳衛生	5.應使用衛生筷及採用公筷母匙，並供應衛生紙巾。				
	6.配膳人員除應著整齊工作衣、帽外，並應戴著口罩。				
	7.應設置供消費者洗手之設施。				
	8.有缺口或裂縫之餐具，不得盛放食品供人食用。				
	9.用膳場所應有足夠照明。				
	10.潔淨待用之餐具應有適當容器裝盛。				
六、餐具洗滌	1.應具有三槽式洗滌設備或自動洗滌機。				
	2.應具有熱水供應系統。				
	3.餐具洗滌應使用食品用之清潔劑，並有良好之標示，且不得以洗衣粉洗滌。				
	4.使用自動洗滌機，於每餐使用後，應用加壓噴槍噴洗內部，並於清洗後打開槽蓋乾燥。				
	5.自動洗滌機者，應有溫度指示計，清潔劑偵測器等裝置。				
	6.餐具洗滌後應有固定放置保存設施及場所。				
	7.調理用具洗滌後應歸回原置放處。				
七、食物選購與儲存	1.國產罐頭食品，應有衛生署登記號碼，始可購用。				
	2.所有包裝食品，應包裝標示完全，而且在保存期限內使用完畢，並且以選用CAS優良肉品、優良冷凍食品及GMP食品為原則，確保品質與衛生。				
	3.生鮮肉品，應採購經屠宰衛生檢查合格之肉品。				
	4.選購之食品，以不具有色素為原則，以避免違法使用色素之食品。如酸菜、豆腐、鹹魚、黃豆乾等應選購無含色素之產品。				
	5.原料、物料之使用，應依先進先出之原則，避免混雜使用。				
	6.倉庫應設置棧板、原物料應分類置放，並應防止病媒之污染且定期清掃。				

	檢查項目	良好	尚可	不良	說明
	7.應備有食品簡易檢查設備一套，以供隨時作採購食品之檢驗用。				
八、其他	1.水源應以自來水為佳。凡使用地下水為水源者，應經淨水或消毒，並經檢驗合格始可使用。				
	2.廁所應與調理加工場所隔離，且應採用沖水式以保持清潔，並有漏液式清潔劑及烘乾等設備，並標示「如廁後應洗手」以提醒員工將手洗淨。				
	3.廚房及餐廳不得有病媒存在，必要時應請專業消毒公司定期消毒。				
	4.凡不需加熱而立即可食之食品應取樣乙份，以保鮮膜包好，置於5°C以下保存二天以上備驗。				
	5.工作場所及倉庫不得住宿及飼養牲畜。				
	6.應指定專門人員，負責衛生管理及督導之工作。必要時，應加以公佈，以提醒員工。				
備註	1.請於說明欄摘註備忘事項，以供主管參考及改善之需。 2.本表如有不適當之處，得隨時自行修改，以符合實際需要。 3.本表係由行政院衛生署提供，供作供應團體膳食衛生管理自我檢查用請確實執行，以提高貴單位食品之衛生水準，減少疾病發生，確保人員健康。				
附記	1.三槽式餐具洗滌殺菌方法如下： (1)刮除餐具上殘留食物，並用水沖去黏於餐具上之食物。 (2)用溶有清潔劑之水擦洗，此時水溫以40-45°C溫更佳（第一槽式）。 (3)用流水沖淨（第二槽式）。 (4)有效殺菌（第三槽）。 (5)烘乾或放在清潔衛生之處瀝乾（不可用抹布擦乾）。 (6)用清潔劑及水徹底洗淨各個洗滌殺菌槽。 2.有效殺菌方法，係指採用下列方法之一殺菌者而言： (1)煮沸殺菌法：溫度攝氏100°C時間5分鐘以上（毛巾、抹布等），1分鐘以上（餐具）。 (2)蒸氣殺菌法：溫度攝氏100°C時間10分鐘以上（毛巾、抹布等），2				

檢查項目		良好	尚可	不良	說明
	分鐘以上（餐具）。 ⑶熱水殺菌法：溫度攝氏80℃以上，時間2分鐘以上（餐具）。 ⑷氯液殺菌法：氯液之餘氯量不得低於百萬分之二百，浸入溶液中時間2分鐘以上（餐具）。 ⑸乾熱殺菌法：溫度攝氏85℃以上，時間30分鐘以上（餐具）。				
備考					

分析討論

1. 老人若住進安養中心，安養中心廚房個人衛生、器皿衛生及衛生管理是十分重要的管理要項。
2. 工作員工的個人衛生，如手部乾淨、穿戴整潔衣帽、工作習慣均需受到訓練，近30年來廚師證照考試的訓練可鼓勵廚工參加。
3. 食物採購、庫房管理、料理前處理、烹調及廚餘的處理均需訓練廚工有一套標準的作業流程。
4. 安養中心的老人身體較虛弱，不能發生食物中毒的事件，廚工的衛生教育應每月定期舉行，不能因小失大，教育工作宜由小至大，由簡至繁，製作衛生自我檢查表由廚工自我檢查，管理人員再作工作督導，採購安養中心器具或設備時應依未來10年的需求預設位置，否則臨時添加設備時位置需要重新更改，尤以配電的設計應增加，否則新的設備入駐時會因配電量不足重新拓管線。

5. 枯板基本上應分切生食與切熟食，可以不同顏色枯板來切割不同的食物，如藍色切海鮮、綠色切蔬菜、白色切生食、紅色切熟食，刀子的把手亦可用不同顏色塑膠布來作記號，不同機構均有其標準。
6. 抹布的使用也需注意，不能用一塊抹布擦枯板又擦桌子，抹布應以不同色系來擦拭不同區域，碗則以烘乾殺菌來處理。

延伸思考

1. 重視衛生爲要件，不能因小失大。
2. 人員的管理十分重要，有好的管理才能營造好的企業。
3. 老人身體較虛弱更要重視衛生，防止食物中毒事件發生。

第六章

老人藥膳

第一節　緒論

一、藥膳的定義

藥膳是在中醫藥有關理論指導下，由藥物和食物科學處方，將藥物和食物經過烹調，作成有食療作用的膳食，稱爲藥膳。它是結合中國傳統的醫藥和烹調，將藥物作爲食物，又將食物賦以藥用，藥助食力，食助藥威，使得飲食除了美食裹腹之外，更具有保健強身，防病治病，延年益壽的功效，是一種兼有藥物功效和食品美味的特殊膳食。在我國藥膳的歷史已逾千年，藥膳是根據中醫「藥食同源，藥補不如食補」的理論，以調節身體機能爲宗旨，在膳食中加入幾味中藥，根據各種蔬菜、水果、糧食、禽、魚、肉和佐料的性、味及食療作用，搭配組合。

二、藥膳特點

藥膳既是豐富美味的佳餚，又有藥物滋補療疾的作用，其特點如下：一、藥膳具有中醫藥的理論基礎；二、藥膳是一種處方；三、藥膳具有獨特的製作方法；四、藥膳具有治病、強身、抗老的作用。

按照中醫營養學藥食同源、藥食同理、藥食同用的倫理，不同的食物與藥物各具有特異的氣味和性質，而稱爲四氣及五味。所謂「四氣」，指食物具有寒、熱、溫、涼四種基本性質。寒涼性食物具有滋陰、清熱、瀉火作用，苦瓜可以清熱解毒；溫熱性食物具有溫裏、助陽、活血、通絡、散寒等作用，如生薑、蒜、花椒等。所謂「五味」，是指食物有酸、苦、甘、辛、鹹五種滋味和作用，這並不完全是根據它的味道來分類，更主要是根據治療及保健中的作用來分的。中醫利用這些不同氣味的食物和藥物作成藥膳，才能眞正地把食物的養生作用和藥物的治療作用充分地發揮出來，並能起到藥助食力，食助藥威，相輔相成的效果。基本上食物分爲三大類氣質或性質，即寒或涼性爲一類，平性爲一類，溫或熱性爲一類，食物中平性居多，溫熱性次之，寒涼性更次之。寒涼性質食物多有滋陰、清熱、瀉火、涼土、解毒作用。溫熱性質食物有溫經、助陽、活血、通絡、散寒等作用。寒涼性質食物多有滋陰、清熱、瀉火、涼血、解毒作用。溫熱性質食物有溫經、助陽、活血、通絡、散寒等作用。這種效果主要反應在功效與作用。

日常食品之性及味整理於表6-1：

表6-1　日常食品之性及味

五性		五味	
寒	鎮定消炎作用	酸	收斂作用
熱	暖身及興奮作用	苦	消炎作用
溫	較熱效力弱暖身及興奮作用	甜（甘）	滋養作用
涼	較寒效力弱鎮定消炎作用	辛	發散作用
平	無寒熱之分滋養強壯	鹹	緩和作用

三、藥膳的分類方法

(一)藥膳學的分類方法

1. 依研究內容分類：藥膳配藥、藥膳炮製、藥膳烹調、藥膳藥物和食物、藥膳企業的經營管理。
2. 依藥膳食品性狀分類：藥膳菜餚、藥膳米食品、藥膳飲料、藥膳罐頭、藥膳湯羹、藥膳精汁、藥膳糕點、藥膳糖果、藥膳蜜餞、其他。
3. 依藥膳作分類：滋補強身類、治療疾病類、保健抗老類

(二)隨著現代醫學及食品工業的發展，藥膳食療的分類也更多元化

1. 按原料的性質和製作方法分類米食類、菜肴類、粥食類、糕點類、湯羹類、飲料類、茶類、蜜餞類。
2. 按烹調方法分類燉、熬、燴、川、燜、燒、蒸、煮、滷、炸。
3. 按藥膳作用分類滋補強身類、治療疾病類、保健益壽類。
4. 按病病應用方面分類保健類藥膳食品、預防類藥膳、調理類藥膳、治療類藥膳。

5.其他分類生物技術食品、天然保健食品、美容食品。

第二節　藥膳之應用

一、中國藥膳

中國藥膳的藥材其實在東漢的《神農本草經》載藥365種，其中蜂蜜、龍眼、百合、生薑、蔥白、大棗、核桃、蓮子、薏仁、杏仁、人參、枸杞、五味子、地黃、茯苓、沙參、當歸、貝母、烏梅、鹿茸、附子等，都是具有藥性的食物，常用作配製藥膳的原料。

在我國的古代典籍中，早已出現了有關製作和應用藥膳的記載。《周禮》記載西周時有一種叫「食醫」的官，掌理調配周天子的「六食」、「六飲」、「六膳」、「百醫」的滋味、溫涼和分量。從食醫所從事的工作來看，已與現代營養醫生類似。《周禮・天官篇》中說的「疾醫」主張用「五味、五穀、五藥養其病」；「瘍醫」則主張「以酸養骨，以辛養筋，以鹹苦養，以苦養氣，以滑養竅」。顯而易見，我國古代已形成了成熟的食療原則及通過配置適當的膳食以達到保健及治療目的。

二、中國藥材與藥膳的種類

藥膳用藥物主要是中藥。凡具有醫療和預防疾病作用的物質，統稱「藥物」。在中醫理論指導下應用的天然藥物及其加工品來防治疾病的藥物，通稱「中藥」，古代稱之爲「本草」。未經精製的中藥習慣上稱爲「中藥材」。以中醫基礎理論作爲指導應用於臨床的一部分天然藥物，它主要包括植物藥、動物藥和礦物藥三大類，其中以植物藥佔極大多數。植物藥有11146種、動物藥有1581種、礦物藥有80種，以及加工品。植物類藥材包括根及根莖類、根皮或樹皮類、枝葉類、花類、種子類、全草類。動物類藥材應根據種類的不同，採集也應有所區別，如鹿茸。礦物類藥材包括礦石、鹽、硝。

中藥的命名方法包括以產地命名、按生長環境命名、以形態命名、以顏色命名、以氣味命名、以人名故事命名、以藥用部位命名、以功效命名。

三、藥膳的製備方法

藥膳炮製是在藥膳烹調前，把藥材和食物進行必要的初步加工。採用淨化、軟化、炮炙等方法，使藥材和食物清潔，符合烹調要求，有利於製作出性味好、色香味形俱佳的藥膳食品。

明代徐春甫編著的《古今醫統大全》一書，記載藥膳的烹製方法頗有獨到之處；吳祿輯的《食品集》一書，也是一部食療專著書中附錄部分記載的飲食之宜忌，如五臟所補，五臟所傷，五腑所禁，五味所重，五穀以養五臟，以及食物禁忌，妊娠忌食等，反映了古人對藥膳中藥物運用理解的深度。清代沈李龍著的《食物本草會纂》一書，總結了前人的許多食療方劑，也是一部有參考價值的食療專著。盧和著的《食物本草》、汪穎著的《食物本草》、王孟英著的《隨息居飲食譜》、袁子才著的《隨園食譜》，上述藥膳專書中，都記載了許多藥膳方劑、功效、應用和製作方法，它對促進我國藥膳學的發展做出了重大的貢獻。

元朝藥膳的發展在御醫忽思慧編寫了藥膳和營養著作《飲膳正要》，書中記載藥膳菜餚94種、湯類35種、抗老藥膳處方29種。特別談到的是少數民族常用的食物，不僅介紹了烹調和飲食的合理搭配，而且也提到了飲食中加入中藥對人體的幫助。明清時期對於藥膳學又有進一步的發展，明代著名的醫藥大師李時珍編纂的《本草綱目》裡，介紹了眾多藥膳，光是可以治病又可以飲食的藥粥就有42種，藥酒多達75種，並且將大量有療效的食物列進書中。

藥膳食品的烹調方法整理於表6-2：

表6-2　藥膳食品的烹調方法

藥膳食品的烹調方法	內容
熬	藥膳的熬法是將藥物和食物經初加工炮製後，放入鍋中，加入清水，用武火燒沸後改用文火熬至汁稠之烹製方法。熬的時間比燉的時間更長，一般都在3小時以上，多適用烹製含膠質重的原料。此法所製藥膳的特點是汁稠味濃。
炒	藥膳的炒法，一般採用先將藥物提取成一定比例的藥液，然後再加入食物中一起炒製。具體的操作方法可以先用藥液調拌食物或將藥液直接加入鍋內和成膳後勾汁等方法。炒的方法一般分為四種，即生炒、熟炒、滑炒、乾炒。
燉	藥膳的燉法是將藥物和食物同時下鍋注入清水，放入調料置於武火上燒開撇去浮沫，再置文火上燉至熟爛的烹製方法。燉的具體操作方法是：先將食物在沸水鍋內去血污和腥羶味，然後放入燉鍋內。一般燉的時間掌握在2-3小時左右。其法所製藥膳特點是質地軟爛，原汁原味。
烤	藥膳的烤法，是將經過初加工後的食物，先按一定的方式與藥物相結合後，再放入滷汁中用中火逐步加熱烹製，使其滲透滷汁，直至成熟。本法所製藥膳特點是味厚氣香。
滷	藥膳的滷法，是將經過初加工後的食物，先按一定的方式與藥物相結合後，再放入滷汁中用中火逐步加熱烹製，使其滲透滷汁，直至成熟。本法所製藥膳特點味厚氣香。
爛	藥膳的爛法是先將藥物和食物用油槍加木工後，改用文火添汁爛至酥爛的烹製方法。爛的具體操作方法：先將原料沖洗乾淨，切成小塊，燒熱鍋倒入油煉至油溫適度，下入食物油熗之後，再加入藥物、調料、湯汁，蓋緊鍋蓋，用文火爛熟。其法所製藥膳特點是酥爛、汁濃、味厚。

藥膳食品的烹調方法	內容
燒	藥膳的燒法，一般是先將食物經過煸、煎、炸的處理後，進行調味調色，然後再加入藥物和湯或清水，用武火燒開，文火爛透，燒至湯汁稠濃。本法所製藥膳特點汁稠味鮮。
煨	藥膳的煨法是指用文火或餘熱對藥物和食物進行較長時間的烹製方法。煨的具體操作方法有兩種：一種是將藥物和食物經炮製之後，置於容器中，加入調料和一定數量的水慢慢地將其煨至軟爛。其法所制藥膳的特點是湯汁濃，口味肥厚。
炸	藥膳的炸法是武火多油的烹調方法。一般用油量比要炸的原料多幾倍。具體操作方法是將藥物製成藥液或打成細末，調糊裹食物再入油鍋內加熱至熟。要武火，油熱，原料下鍋時有爆炸聲，掌握好火候適度，防止過熱燒焦。本法所制藥膳特點是味香酥脆。根據藥物和食物的特點分為清炸、乾炸、軟炸及酥炸等法。
蒸	藥膳的蒸法是利用水蒸氣加熱烹製藥膳的方法，其特點是溫度高，可以超過100℃，加熱及時，利於保持形狀的完整。此法不僅用於藥膳烹調，而且還可以用於藥膳的炮製和藥膳的消毒滅菌等。蒸的具體操作方法是將藥物和食物經炮製加工後置於容器內，加調味品，湯汁或清水（有的不加湯汁或清水的叫旱蒸），待水沸武火時上籠蒸熟，火候視原料的性質而定。一般蒸熟不爛的藥膳可用武火，具有一定形狀要求的則可用中火徐徐蒸製，這樣才能保持形狀和色澤美觀。 蒸製的種類，有粉蒸、包蒸、封蒸、扣蒸、清蒸及汽鍋蒸六種。
煮	藥膳的煮法是將藥物和食物一起放在多量的湯汁或清水中，先用武火煮沸，再用文火煮熟。具體操作方法是：將藥物和食物按照加工的要求加工後，放置在鍋中，加入調料，注入適量的清水或湯汁，用

藥膳食品的烹調方法	內容
煮	武火煮沸後，再用文火煮至熟。適用於體小、質軟一類的原料。其法所製藥膳的特點是口味清鮮，煮的時間比燉的短。
藥酒	藥膳中的飲料是以藥物、水或酒、糖等為原料製作成的含有藥物有效成分和具有某種效用的液態食品。其中以水作溶劑的叫保健飲料，以酒作溶劑的叫藥酒。
粥	藥粥也是藥膳的一個重要組成部分，《本草綱目》中就記載著常用的藥粥五、六十種，《粥譜》中則列有二百多種。這些藥粥都是按照處方的要求選用一定的中藥材和其他的米穀之物共同製成的。對於疾病初癒，身體衰弱者是很好的調養劑，有的還能治療或輔助治療某些疾病。藥粥的特點是吸收快，不傷脾胃，製法簡易，服食方便，老少皆宜，長服以使人滋補強壯，療病抗衰，延年益壽。藥粥的品種繁多，功效各異，煮粥的方法也不盡相同，歸納起來有以下兩類： （一）藥、米同煮：此法同前面藥膳菜餚中的藥、食共製相似，主要適用於藥能夠食用又宜與米穀之物同鍋煮製的藥粥。所制藥粥不但具有確實的效用，而且還能夠增添藥粥的滋味和形色，如蓮實粥。薏仁紅棗粥。 （二）藥、米分制：此法類似前面藥膳菜餚中的藥、食分制法，具體作法分為兩種形式。

四、藥膳的應用原則

藥膳具有保健養生、治病防病等多方面的作用，在應用時應遵循一定的原則。藥膳在保健、養生、康復中有很重要的地位，但藥膳不能代替藥物療法。各有所長，各有不足，應視具體人與病情而選定合適之法，不可濫用。

1.因證用膳：藥膳的應用在辨證的基礎上選材料，只有因證用料，才能發揮藥膳的保健作用。

2. 因時而異：「用寒遠寒，用熱遠熱」，意思是在採用性質寒涼的藥物時，應避開寒冷的冬天，而採用性質溫熱的藥物時，應避開炎熱的夏天。

3. 因人用膳：人的體質年齡不同，用藥膳時應有所差異。

4. 因地而異：不同的地區，氣候條件、在應用藥膳選料時要適當。

五、食物依屬性分類

依中醫理論，人的體質與所生的病，主要分為寒性體質適合溫熱性食物、熱性體質適合寒涼性食物、實性體質適合寒涼性食物、和虛性體質適合滋補性食物，而食物的屬性與人類的體質一樣，也有溫熱寒涼的不同，因此人們可藉由陰陽調和的理論：寒性體質用熱性食物以熱之，熱性體質用寒性食物以寒之，以達到中和的養生之道。熱性體質或熱性疾病，宜多食寒食物，如薏仁、綠豆、梨、西瓜等；屬於寒性體質或寒病，則宜多食熱性飲食，如胡桃、生薑、大蒜、鹿肉等。

食物依屬性分類整理於表6-3：

表6-3　常見食物與中藥依其寒熱屬性加以分類

類別	寒熱屬性	食物或中藥
水果類	寒涼性	西瓜、楊桃、香蕉、奇異果、香瓜、柿子、柚子、李子、批杷、梨子、草莓、葡萄柚、桑椹、番茄
	平和性	梅、鳳梨、芒果、葡萄、椰子、蘋果、檸檬、甘蔗、釋迦、加州李、菠蘿蜜、無花果、木瓜、棗子、柳橙
	溫熱性	龍眼、杏仁、桃子、荔枝、櫻桃、橄欖、金棗、番石榴、榴槤
蔬菜類	寒涼性	蘆薈、蘿蔔、蓮藕、茭白筍、海帶、紫菜、苦瓜、竹筍、豆腐、絲瓜、萵苣、菠菜、白菜、冬瓜、莧菜、茄子、芥菜、芹菜、芥藍菜、黃瓜、空心菜、紅鳳菜、油菜、包心白菜、荸薺、豆薯、甘薯菜、金針菜、黃豆芽、瓠瓜、枸杞葉、落葵、綠豆、薏仁、麵筋、麥粉

類別	寒熱屬性	食物或中藥
蔬菜類	平和性	甘薯、蠶豆、木耳、馬鈴薯、香菇、菱角、花生、玉米、胡蘿蔔、甘藍、洋菇、豌豆、黑豆、黃豆、菜豆
	溫熱性	南瓜、蔥、韭菜、生薑、洋蔥、糯米、筒蒿、芫荽、茴香、九層塔、大蒜、辣椒、胡椒、芥末
中藥	寒涼性	菊花、決明子、薄荷、仙菜、西洋參、人參鬚、青草茶、苦茶、菊花茶、洛神花茶
	平和性	靈芝、蜂蜜、山藥、蓮子、白木耳、芝麻、枸杞子、百合、四神湯、清補涼湯
	溫熱性	山楂、酒、醋、栗子、核桃、當歸、人參、黃耆、四物湯、十全大補湯

第三節　老年人藥膳應用原則

老年人有其特殊的體質，在選擇保健藥膳時，不同於一般的藥膳，須先了解老年人的體質特點，再加以配合調整。一般老人體質的特點有：陰陽易失衡、病後難調復。虛證最多見、累及臟腑。正虛奏理疏、外邪易入侵。本虛而邪實、虛實常兼雜。肝腎常虧虛，下虛而上盛。脾胃易失調、中氣常不足。

老年養生保健藥膳要注意：多補少瀉、多溫少寒。注重脾腎、五臟兼顧。益氣養血、調補陰陽。勿補過偏、配伍嚴謹。掌握時令、隨季變化。減少藥氣、色香味全。

一、一般應用原則

藥膳應用於食物養生或進補，應強調飲食與季節、環境、年齡、性別及體質緊配合。分述如下：

(一)不同季節的食養及食療：自然界四時氣候的變化，對人體有很大的影響。一年四季以外界之氣候配合飲食以補養臟腑，即春天補肝；

夏天補心；秋天補肺；冬天補腎。五臟中的心、肝、肺及腎在四季中各有所補，只有脾臟未受補養之列，故因設「長夏」以補脾。

請見表6-4四季養生飲食表：

表6-4　四季養生飲食表

四季 養生	春	夏	秋	冬
飲食宜	少食酸多食甘	少食苦多食辛	少食辛多食酸	少食鹹多食苦
起居宜	夜臥早起	夜臥早起	早臥早起	早臥晚起

㈡不同地域的食養及食療：各地自然條件各有不同，故應根據不同的地理環境特點進行食養。氣候溫暖潮濕，人多易感濕熱，宜食清淡除濕之品。氣候嚴寒乾燥，人多易感風寒，宜溫陽散寒之品。

㈢不同年齡者的食養及食療：人的一生經歷幼年、青年、壯年及老年各階段，身體氣血盛衰及臟腑功能，隨年齡增長發生不同變化。故應根據各個年齡階段的不同生理狀況而進行不同的食養。

㈣不同性別者的食養及食療：男性和女性因生理特點不同，應根據各個具體情況而進行食養。

㈤不同體質者的食養及食療：人的體質有強弱之差異，又有寒熱之分別。故必須根據人體的不同而進行食養。如⑴體質屬氣虛者，宜食補氣健脾之品；⑵體質屬血虛者，宜常食補血之品；⑶體質屬陰虛者，宜食滋陰生津之品；⑷體質屬陽虛者，宜食溫補陽氣之品（黨毅，1995）。

二、辨認體質

藥膳補益乃根據食物性味調配來滋養強壯身體、補益氣血、增強抵抗力。藥膳雖有防病、治病保健作用，仍應個人體質，適質、適時、適量的使用。一般辨認體質如下：

㈠一般體質：爲正常體質之人，生活作息正常，屬於一般體質。

㈡氣虛體質：容易疲勞、面色微黃、容易疲倦、胃口不佳、大便較稀、小便清晰且不喜歡喝水的人。

㈢血虛體質：此種體質女性身上常見，所謂的貧血。如精神不佳、容易疲累、血液循環不良，四肢易冷。

㈣陰虛體質：此種體質的人容易口乾舌燥、便秘、小便較黃、容易火氣脾氣不好、舌苔較紅、睡眠品質不好。

㈤陽虛體質：此體質容易發生在男性身上，精神不佳，男性容易發生陽萎、早洩的症狀。

三、藥膳食用原則

老年人日常膳食中宜注意粗糧、細糧搭配，多吃蔬菜瓜果，適量補給魚、蛋、禽肉、乳就能維持機體所需的蛋白質、氨基酸、維生素、礦物質、醣類等各種營養要素，飲食是五味氣血生化之源。《內經》素問中寫道「五穀爲養，五果爲助，五畜爲益，五菜爲充，氣味和而服之，以補益精氣」，是非常正確的。

老年人針對選擇性的食補方法，首先就必須了解常用食物的性味和特點。老年人平日宜常吃營養豐富，容易消化的食品，如黃豆製品中豆漿、豆腐等，以及雞蛋、牛奶、胡蘿蔔、番茄、蘑菇、蜂蜜等保健食品。表現爲陰虛體質的老人，可選用小米、小麥、鴨肉、蓮子、百合、木耳、瓜類等食品；表現爲陽虛的體質可選用糯米、韭菜等溫熱性食品；表現爲氣虛體質的可選用雞肉、雞蛋、香菇、蘑菇、胡蘿蔔、大棗等益氣之品；表現爲血虛體質的可選用瘦豬肉、海鮮、荔枝、桂圓、小紅棗等養血之物；表現爲燥熱型體質的老年人，宜常服西瓜、冬瓜、黃瓜、荸薺、綠豆汁、甘蔗汁、鮮桔汁、酸梅汁等清涼甘淡之物；熱甚傷津宜選用生梨、蜂蜜、嫩藕、百合、銀耳等生津之物。人體只有廣泛地從各類食物中獲得養分，才是固體強身增進健康的重要途徑。

㈠老年人膳食應遵循的原則

1. 食物多樣化是保證膳食平衡的必要條件。
2. 飲食宜清淡可口過於油膩食物難以消化吸收，不適合老年人的消化生理特點，同時對防治老年人心血管疾病多發病也不利。
3. 合理烹調爲適應老年人牙齒狀況及消化機能減退的特點，食物加工宜軟而爛，應多採用煮、燉、熬、蒸等烹調方法，少用煎、炸。還要注意食物的色、香、味、形等感官性狀及適當照顧飲食習慣，以刺激食欲。
4. 飲食有節，忌暴飲暴食，老年人以維持標準體重最爲理想。（楊玲玲，1991）

㈡老年人以補爲原則

老年人生理老化現象，針對先天的耗竭和後天的充養不足，有「補先天以健後天」的方式，來延緩生理性老化，以「補」爲主；在病理的老化現象，以平調陰陽、隨順節氣、精神內守等方式來預防老化，以「防」爲主。茲就觀點敘述。

1. 補腎陰腎陽：正常的生理性衰老是由腎虛所引起，當腎虛轉爲五臟皆虛時，外邪易乘虛而入。故從補腎的觀點來預防老年，多半會選用淮山藥、枸杞、補骨脂、黃精、菟絲子、仙靈脾、紫河車、何首烏、山茱萸、熟地黃等這些食物。
2. 補脾胃：老化使得五臟六腑機能均減退，脾胃的消化吸收功能也會跟著降低，因此老人常有胃口不佳、消化不好、食後腹脹、甚而大便祕結，或腹瀉等情形，顯示脾胃功能的不足。脾胃不佳則氣血生化來源亦不足，更易導致病理性的衰老。因此補養脾胃亦是預防老化的關鍵。

第四節　感官品評

一、感官品評定義

所謂的感官品評，就是利用科學方法，藉著人的眼睛、鼻子、嘴巴、手及耳朵，也就是嗅嚐觸聽等五種感覺，並藉著心理、生理、物理、化學及統計學，測量與分析食品，來了解人對這些產品喜歡的程度，並測知產品本身品質的特性。

感官品評可廣泛應用於食品業、化妝品業、紡織業及印刷業等民生用品工業。此技術主要是以「人」爲工具，利用客觀的方法蒐集人類主觀對產品的感官變化，以得到對產品的反應。而食品的感官品評是經由人的感官喜好來決定，運用感覺器官如視覺、嗅覺、味覺、觸覺，來評定食品的品質和質量，區分優劣，劃分等級，判斷食品的風格特徵，稱爲品評，人們習慣稱爲品嘗，又稱爲感官檢查、感觀嘗評等。食品品評項目包括了外觀、色澤、香氣、味道、質地、衛生安全及營養成分，後兩項可依靠科學儀器來檢測分析，其他項目是屬於人的感官認定，食物好不好吃，感官品評便是其中的關鍵技術。

二、感官品評特性

食品感官特性是靠人的感官評斷最直接，如何能將眞實的、精確的、客觀的、具有代表性的結果數據呈現出來，以解釋感官方面的問題，則須以科學方法運用五官的感覺，此即感官品評技術。這樣的技術可廣泛應用於食品業、化妝品業、紡織業及印刷業等民生用品工業。而食品到底是人吃的，感官品質的描述，再精密、準確的物理化學或儀器方法尚無法達成。因此，現今感官品評技術已成爲食品工業研究發展之主要工具之一。

感官品評在企業組織中的應用可包括：新產品開發、原料或配方重組、產品改進、產品定位與競爭、製程或包材改善、消費者市場調查、儲存安定性與品質保證等功能方面。目前在國內的應用包括有⑴評估餐飲業的清洗效果（以目視法進行）；⑵生鮮產品如：肉品、水產品、蛋品、乳品等；⑶中藥藥材；⑷香水材料；⑸嗜好性產品，如酒、茶葉；⑹育種開發：園藝產品、農畜產品；⑺環保檢測（以目視及嗅覺進行；⑻紡織品；⑼設計學；媒體傳達方面；⑽包材；⑾加工食品等方面（姚念周，2003）。

三、感官品評方法

一般執行感官品評技術，所常使用的方法有以下幾種：

㈠異同測試：可用來回答是否一樣的問題，功能是在找尋樣品間整體的差異，較常用的方法有三角測試法、參考比較法等。

㈡差異測試：可用來回答有多不一樣的問題，功能是在找尋樣品間特定感官特性的差異，較常用的方法有配對比較法、三角測試法、參考比較法、順位法、類別標示法、直線標示法及比例估計法等。

㈢描述測試：可用來回答哪裡不一樣的問題，功能爲找尋樣品間所有重要的感官特性，就像產品的指紋一樣，常用的方法有定量描述分析法。

㈣喜好測試：可用來回答哪一個比較好或喜歡的問題，功能爲找尋樣品間被喜歡或接受的程度，常用的方法有配對比較法、順位法、9分制嗜好評分法、9分制接受度測試、適合度法等。

四、感官品評應用

一個好的產品開發，必須能夠滿足消費者特定的消費者需求或期望的能力，爲達成此一目標，則必須能夠將消費者依對產品不同的看法及消費型態區隔出來。在研發的過程中感官品評應用包括：

㈠可找出關鍵成分。

㈡可找出影響產品整體接受性的感官指標。

㈢可將目標或理想產品的圖譜定義出來。

㈣可建立產品的溝通語言。

㈤可建立產品資料。

㈥可提供配方重組的參考。

㈦可以評估消費者使用過程的影響。

㈧可以評估產品儲存過程的影響。

㈨評估產品原料、製程與包裝的影響。

從這9個層面來看，感官品評在研發活動中，反映出感官品評這個工具結合實驗設計，已達成降低錯誤、縮短時程與節省開發成本，達到研發的原則與需求。感官品評必須將消費者的需求轉換成可行配方準則，品評人員可參加雛型產品的即席篩選，提供對雛型產品的評估，將感官品評融入產品開發過程很成功的方法。

第五節　藥膳藥材功效表

開發傳統中式食品－銀髮族食品之開發

㈠益壽烏骨雞

表6-5　益壽烏骨雞

主要藥材藥性	本草綱目
藥材	現代藥理
何首烏	1.具有滋補調養作用。 2.對肝臟滋養、氣血補養有顯著功效。 3.增強肝臟疏泄體內毒素。 黑髮養顏、延年益壽、固精益腎。
黑大豆	1.消除水腫脹滿、風毒腳氣作用。 2.具有解毒藥功能。 利水、解毒、祛風。
黃耆	1.強壯作用，加強心臟收縮作用。 2.增強免疫力。 補氣固表、增強免疫力、補虛、長肉補血。

主要藥材藥性	本草綱目
當歸	1.促進血液循環、活血化瘀。 2.有抗痙攣、鎮靜的作用。 3.有多醣類成分，能增加免疫力。 4.鎮定、鎮痛作用。 治虛勞寒熱、補血活血、潤腸通便、補諸不足。
川芎	1.具有補養和潤澤肝臟機能的效用。 2.治療風冷頭痛、補血強壯作用。 3.降低眩暈、目淚多涕。 驅風止痛、理氣活血、行氣開鬱、排膿長肉，燥濕。
紅棗	1.增強肌肉作用。 2.抗過敏作用。 治腸胃癖氣、潤心肺、補五臟、補少氣少津液。
桂枝	1.促進血液循環作用。 2.孕婦不宜服用。 味甘辛、性溫，能發汗、能溫暖腸胃、還能溫經、利水。
紅椒	1.治療積食停飲。 2.減低胃炎、心腹冷痛、嘔吐、風寒濕。 健胃、溫中散塞、除濕、止痛、溫陽補腎。
烏骨雞	1.具有補益五臟功能。 2.具有養血補精，助陽，補虛。 治脾虛食少、痢疾、消渴、水腫。
鹽	1.具有消宿食的功效。 2.治吐瀉、便秘、齒齦出血、喉痛。 清火、解毒、滋腎、堅筋骨、堅齒、和脾胃。
米酒	1.能強心提神，增進血液循環。 2.解除疲勞，促進睡眠。 3.治療風寒濕痺。 味辛酸甘，性熱、通血脈、禦寒氣、行藥勢、通經絡、消冷積。

㈡荷葉栗子排骨

表6-6　荷葉栗子排骨

主要藥材藥性	本草綱目
藥材	現代藥理
黨參	1.改善消化吸收功能。 2.各種體質均適用。 3.可替代人參。 益腎氣、補氣益血、滋陰補腎、健脾整腸。
枸杞	1.降血脂與保肝，抗脂肪肝作用。 2.造血作用。 3.生長刺激作用。 明目，去虛勞，補精氣，堅筋骨。
黃精	1.食補病後虛弱作用。 2.改善肺結核咳嗽、糖尿病口渴、心煩、血糖過多功能。 滋養、強壯藥。
山藥	1.具有補益脾肺的功能。 2.可清虛熱，適合老年人的滋補。 3.有止渴、止瀉、健脾胃的功能。 補氣、健胃、益腎、味甘、性溫。
小排骨	1.具有滋陰潤、營養補虛功能。 2.治熱病傷津、消渴瘦弱。 3.防止燥咳、便秘、風濕痛。 味甘性平，含蛋白質、脂肪、無機鹽、維生素等。
乾栗子	1.改善腎虛腰腳痠軟無力作用。 2.胃化緩慢、腸風、滯氣者要慎食。 能養胃氣、健脾土、補腎氣、強筋骨、活血絡。
薑片	1.增進食慾作用。 2.可促進新陳代謝機能。 3.治療嘔吐、咳嗽作用。 健胃、鎮嘔。
蔥白	1.治療感冒風寒作用。 2.降低腹瀉、厥冷。 發汗解表、散寒、通腸、解毒散結。

主要藥材藥性	本草綱目
糖	1.改善心腹熱脹及口乾渴。 2.具有滋潤心肺、大小腸及助脾的功用。 味甘、性溫。
酒	1.能強心提神，增進血液循環作用。 2.解除疲勞，促進睡眠。 3.治療風寒濕痹。 味辛酸甘，性熱、通血脈、禦寒氣、行藥勢、通經絡、消冷積。
醬油	治便秘、腸道梗阻症。 潤腸通便、解毒、潤燥，消腫。

(三)肉骨茶

表6-7　肉骨茶

主要藥材藥性	本草綱目
藥材	現代藥理
當歸	1.促進血液循環、活血化瘀。 2.含精油類成分，有抗痙攣、鎮靜的作用。 3.有多醣類成分，能增加免疫力。 4.鎮定、鎮痛作用。 治虛勞寒熱、補血活血、潤腸通便、補諸不足。
熟地	1.具有補血的重要功能。 2.能滋補五臟之功能。 能精血、明耳目、補益五臟。
黨參	1.改善消化吸收功能。 2.各種體質均適用。 3.可替代人參。 益腎氣、補氣益血、滋陰補腎、健脾整腸。
枸杞	1.降血脂與保肝，抗脂肪肝作用。 2.造血作用。 3.生長刺激作用。 明目，去虛勞，補精氣，堅筋骨。

主要藥材藥性	本草綱目
桂枝	1.促進血液循環作用。 2.孕婦不宜服用。 味甘辛、性溫，能發汗、能溫暖腸胃、還能溫經、利水。
川芎	1.具有補養和潤澤肝臟機能的效用。 2.治療風冷頭痛、補血強壯作用。 3.降低眩暈、目淚多涕。 驅風止痛、理氣活血、行氣開鬱、排膿長肉，燥濕。
大茴香	1.味辛甘、性平。 2.驅散風寒、理氣開胃。 驅散風寒、理氣、開胃、味辛甘、性平。
小排骨	1.具有滋陰潤、營養補虛功能。 2.治熱病傷津、消渴瘦弱。 3.防止燥咳、便秘、風濕痛。 味甘性平，含蛋白質、脂肪、無機鹽、維生素等。
老薑	1.增進食慾作用。 2.可促進新陳代謝機能。 3.治療嘔吐、咳嗽、腸滿作用。 健胃、鎮嘔。
參鬚	1.增強機體免疫功能。 2.提高人的腦力和體力勞動。 甘、溫、治虛勞內傷，發熱盜汗
甘草片	抗潰瘍、抗炎、抗菌鎮痛作用。 生肌止痛，解百毒草。
鹽	1.具有消宿食的功效。 2.治吐瀉、腹痛、便秘、齒齦出血、咽喉痛。 清火、解毒、滋腎、堅筋骨、堅齒、和脾胃。
米酒	1.能強心提神，增進血液循環作用。 2.解除疲勞，促進睡眠。 3.治療風寒濕痺。 味辛酸甘，性熱、通血脈、禦寒氣、行藥勢、通經絡、消冷積。

㈣五穀粽

表6-8　五穀粽

主要藥材藥性	本草綱目
藥材	現代藥理
圓糯米	1.具有消渴作用。 2.改善慢性腹瀉。 3.防止產後痢疾。 補肺、健脾、益氣和中、止泄、止汗、止渴
綠豆	1.具有清熱解毒功效。 2.具有消暑止渴利尿功能。 解暑止渴，利小便，止瀉痢。
紅豆	1.具有有利尿消腫。 2.治療水腫、腳氣症狀。 消炎解毒、除濕、和血、排膿、清熱、解暑等作用。
薏仁	1.具有消渴、消水腫作用。 2.預防腳氣病。 3.防止肺痿、肺癰、淋濁等症狀。 建脾，補肺，清熱，利濕，消水腫，抗癌。
枸杞子	1.降血脂與保肝，抗脂肪肝作用。 2.造血作用。 3.生長刺激作用。 明目，去虛勞，補精氣，堅筋骨。
栗子	1.改善腎虛腰腳痠軟無力作用。 2.胃化緩慢、腸風、滯氣者要慎食。 能養胃氣、健脾土、補腎氣、強筋骨、活血絡。
瘦豬肉	1.具有滋陰潤、營養補虛功能。 2.治熱病傷津、消渴瘦弱。 3.防止燥咳、便秘、風濕痛。 味甘性平，含蛋白質、脂肪、無機鹽、維生素等。
乾荷葉	1.具有消暑及清熱的功效。對胃腸有補益作用。 2.能消除水腫，產生元氣。 3.止渴、寬心胸。 清熱、止渴、降脂、寬心胸消水氣浮腫。

㈤香菇薏仁燉雞

表6-9　香菇薏仁燉雞

主要藥材藥性	本草綱目
藥材	現代藥理
雞腿肉	1.具有補益五臟功能。 2.具有養血補精，助陽，補虛。 冶脾虛食少、泄瀉、痢疾、消渴、水腫。
薏仁	1.具有消渴、消水腫作用。 2.預防腳氣病。 3.防止肺痿、肺癰、淋濁等症狀。 健脾，補肺，清熱，利濕，消水腫，抗癌。
香菇（乾）	1.防範軟骨病。 2.具有治貧血作用。 3.香菇性極為滯濡，骨寒阻者多食反而有害，在產後、病後要慎食。 甘、平，入胃、肝經脈。
鹽	1.具有消宿食的功效。 2.治吐瀉、腹痛、便秘、齒齦出血、咽喉痛功效。 清火、解毒、滋腎、堅筋骨、堅齒、和脾胃。
糖	1.能改善心腹熱脹及口乾渴的現象。 2.具有滋潤心肺、大小腸及助脾的功用。 味甘、性溫。
薑	1.增進食慾作用。 2.可促進新陳代謝機能。 3.治療嘔吐、咳嗽、腸滿作用。 健胃、鎮嘔。

(六)麻油雞飯

表6-10 麻油雞飯

主要藥材藥性	本草綱目
藥材	現代藥理
尖糯米	1.具有消渴作用。 2.改善慢性腹瀉。 3.防止產後痢疾。 補肺、健脾、益氣和中、止泄、止汗、止渴。
老薑	1.增進食慾作用。 2.可促進新陳代謝機能。 3.治療嘔吐、咳嗽、腸滿作用。 建胃、鎮嘔。
雞	1.具有補益五臟功能。 2.具有養血補精，助陽，補虛。 治脾虛食少、泄瀉、痢疾、消渴、水腫。
紅棗	1.增強肌肉作用。 2.抗過敏作用。 治腸胃癖氣、潤心肺、補五臟、補少氣少津液。
枸杞子	1.降血脂與保肝，抗脂肪肝作用。 2.造血作用。 3.生長刺激作用。 明目，去虛勞，補精氣，堅筋骨。
黑麻油	1.治便秘、腹痛作用。 2.改善咽炎、咳嗽、瘡腫、潰瘍、疥癬等症狀。 潤燥通便，解毒，生肌，消炎，消腫。
酒	1.能強心提神，增進血液循環作用。 2.解除疲勞，促進睡眠。 3.治療風寒濕痹。 味辛酸甘，性熱、通血脈、禦寒氣、行藥勢、通經絡、消冷積。
鹽	1.具有消宿食的功效。 2.治吐瀉、腹痛、便秘、齒齦出血、咽喉痛功效。 清火、解毒、滋腎、堅筋骨、堅齒、和脾胃。

㈦香椿素肉

表6-11　香椿素肉

主要藥材藥性	本草綱目
藥材	現代藥理
紅蘿蔔	1.防治頭屑過多、頭皮發癢。 2.增強人體抵抗力。 3.預防上呼吸道感染和感冒。 健脾潤腸，降血壓、降血糖、補血。
乾香菇	1.防範軟骨病。 2.具有治貧血作用。 3.香菇性極為滯濡，骨寒阻者多食反而有害，在產後、病後要慎食。 甘、平，入胃、肝經脈。
香油	1.治便秘、腹痛作用。 2.改善咽炎、咳嗽、瘡腫、潰瘍、疥癬等症狀。 潤燥通便，解毒，生肌，消炎，消腫。
鹽	1.具有消宿食的功效。 2.治吐瀉、腹痛、便秘、齒齦出血、咽喉痛功效。 清火、解毒、滋腎、堅筋骨、堅齒、和脾胃。
醬油	1.治便秘、腸道梗阻症。 潤腸通便、解毒、潤燥，消腫。
糖	1.能改善心腹熱脹及口乾渴的現象。 2.具有滋潤心肺、大小腸及助脾的功用。 味甘、性溫。

㈧咖哩素肉

表6-12　咖哩素肉

主要藥材藥性	本草綱目
藥材	現代藥理
紅蘿蔔	1.防治頭屑過多、頭皮發癢。 2.增強人體抵抗力。

主要藥材藥性	本草綱目
紅蘿蔔	3.預防上呼吸道感染和感冒。 健脾潤腸，降血壓、降血糖、補血。
青豆仁	1.治療嘔吐、腹脹、腰痛。 2.預防咳喘、疝氣。 3.防止神經痛。 溫中下氣，益腎補元，止咳，止痢。
糖	1.能改善心腹熱脹及口乾渴的現象。 2.具有滋潤心肺、大小腸及助脾的功用。 味甘、性溫。
鹽	1.具有消宿食的功效。 2.治吐瀉、腹痛、便秘、齒齦出血、咽喉痛功效。 清火、解毒、滋腎、堅筋骨、堅齒、和脾胃。
薑	1.增進食慾作用。 2.可促進新陳代謝機能。 3.治療嘔吐、咳嗽、腸滿作用。 健胃、鎮嘔。
沙拉油	1.治療大便燥結、腹疼、腸梗阻、胃痛、胃酸過多作用。 潤腸通便，清熱解毒，生肌，止痛，消炎，消腫。

㈨素燴三鮮

表6-13　素燴三鮮

主要藥材藥性	本草綱目
藥材	現代藥理
黑木耳（乾）	1.補腎、活血化瘀、抗癌。 2.對月經過多、血痢、高血壓動脈硬化、眼底出血有防治作用。 性味甘平，具有補氣益志，涼血止血之功。
竹筍	1.治療消渴、浮腫、糖尿病等症狀。 2.降低高血壓作用。 青熱生津，清肺化痰，利尿消腫，抗癌，降血糖

主要藥材藥性	本草綱目
胡蘿蔔	1.防治頭屑過多、頭皮發癢。 2.增強人體抵抗力。 3.預防上呼吸道感染和感冒。 建脾潤腸，降血壓、降血糖、補血。
薑	1.增進食慾作用。 2.可促進新陳代謝機能。 3.治療嘔吐、咳嗽、腸滿作用。 健胃、鎮嘔。
油	1.治療大便燥結、腹疼、腸梗阻、胃痛、胃酸過多作用。 潤腸通便，清熱解毒，生肌，止痛，消炎消腫。
香油	1.治便秘、腹痛作用。 2.改善咽炎、咳嗽、瘡腫、潰瘍、疥癬等症狀。 潤燥通便，解毒，生肌，消炎，消腫。
鹽	1.具有消宿食的功效。 2.治吐瀉、腹痛、便秘、齒齦出血、咽喉痛功效。 清火、解毒、滋腎、堅筋骨、堅齒、和脾胃
糖	1.能改善心腹熱脹及口乾渴的現象。 2.具有滋潤心肺、大小腸及助脾的功用。 味甘、性溫。

(十)素肉羹

表6-14　素肉羹

主要藥材藥性	本草綱目
藥材	現代藥理
木耳絲	1.補腎、活血化瘀、抗癌。 2.對月經過多、血痢、高血壓動脈硬化、眼底出血有防治作用。 性味甘平，具有補氣益志，涼血止血之功。
竹筍絲	1.治療消渴、浮腫、糖尿病等症狀。 2.降低高血壓作用。 青熱生津，清肺化痰，利尿消腫，抗癌，降血糖。

主要藥材藥性	本草綱目
紅蘿蔔絲	1.防治頭屑過多、頭皮發癢。 2.增強人體抵抗力。 3.預防上呼吸道感染和感冒。 健脾潤腸，降血壓、降血糖、補血。
鹽	1.具有消宿食的功效。 2.治吐瀉、腹痛、便秘、齒齦出血、咽喉痛功效。 清火、解毒、滋腎、堅筋骨、堅齒、和脾胃。
糖	1.治療口乾、體虛乏力作用。 2.降低腹痛、胃痛嘔逆、反胃。 3.預防傷風咳嗽。 補中，活血散瘀，溫經散寒，增強免疫力和抵抗力。
白芝麻香油	1.治便秘、腹痛作用。 2.改善咽炎、咳嗽、瘡腫、潰瘍、疥癬等症狀。 潤燥通便，解毒，生肌，消炎，消腫。

(士)糖醋素肉

表6-15　糖醋素肉

主要藥材藥性	本草綱目
藥材	現代藥理
紅棗	1.富含維生素。 2.具抗菌效果。 性平、味甘甜，補中益氣、養脾胃、潤心肺。
胡蘿蔔	1.防治頭屑過多、頭皮發癢。 2.增強人體抵抗力。 3.預防上呼吸道感染和感冒。 健脾潤腸，降血壓、降血糖、補血。
青豆仁	1.治療呃逆、嘔吐、腹脹、腰痛。 2.預防咳喘、疝氣。 3.防止神經痛。 溫中下氣，益腎補元，止咳，止痢。

主要藥材藥性	本草綱目
玉米粒	1.具有利尿的作用。 2.治營養不良、厭食等作用。 3.防止便秘、小便不利。 調中開胃、益肺寧心。
油	1.治療大便燥結、腹疼、腸梗阻。 2.防止胃痛、胃酸過多作用。 潤腸通便，清熱解毒，生肌，止痛，消炎，消腫。
白醋	1.預防流感、降血壓。 2.幫助消化、促進胃腸蠕動。 3.降低膽固醇。 散瘀，止血，解毒，殺蟲，促食慾，助消化，降血壓。
糖	1.治療口乾、體虛乏力作用。 2.降低腹痛、胃痛嘔逆、反胃。 3.預防傷風咳嗽。 補中，活血散瘀，溫經散寒，增強免疫力和抵抗力。
素肉塊	1.富含蛋白質、氨基酸及豐富的維生素。 2.增加血彈性、預防血管病變。 清熱、利便、通腸。

㈩梅干素肉

表6-16　梅干素肉

主要藥材藥性	本草綱目
藥材	現代藥理
醬油	1.治便秘、腸道梗阻症。 潤腸通便、解毒、潤燥，消腫。
糖	1.治療口乾、體虛乏力作用。 2.降低腹痛、胃痛嘔逆、反胃。 3.預防傷風咳嗽。 補中，活血散瘀，溫經散寒，增強免疫力和抵抗力。

主要藥材藥性	本草綱目
薑	1.增進食慾作用。 2.可促進新陳代謝機能。 3.治療嘔吐、咳嗽、腸滿作用。 健胃、鎮嘔。
沙拉油	1.治療大便燥結、腹疼、腸梗阻、胃痛、胃酸過多作用。 潤腸通便，清熱解毒，生肌，止痛，消炎，消腫。

第六節　老人藥膳菜單

一、雪豆香水餃

1.份數：10人份

2.材料：雪裡紅300g、大白菜300g、豆乾200g、豬瘦絞肉400g、高湯30g、白胡椒粉1g、香油20g、醬油30g、水餃皮100張。

3.烹調方法：

(1)雪裡紅、大白菜、豆乾分別洗淨。

(2)雪裡紅瀝乾、切末；大白菜剁末、稍擠乾水分；豆乾切末。

(3)豬瘦絞肉、雪裡紅末、大白菜末、豆乾末、加高湯、調味料拌勻成餡。

(4)皮包餡成水餃，入滾水煮熟即可。

二、七葉膽菇蒟蒻麵（冷凍包）

1.份數：10人份

2.材料：青花菜300g、蔥50g、蒟蒻麵600g、柳松菇50g、杏鮑菇50g、金針20g、七葉膽2包、油1大匙、鹽5g。

3. 烹調方法：

(1)青花菜川燙，蔥切段，金針泡軟。

(2)燒一鍋熱水，將蒟蒻麵放入，並用筷子攪拌；沸騰之後，撈起泡冷水，瀝乾後備用。

(3)100c.c.的水煮開後，放入2包七葉膽，煮5至7分鐘即可，拿掉茶包作為高湯。

(4)油熱將蔥爆香，加入七葉膽高湯煮開後加入柳松菇、杏鮑菇、麵條、金針後煮開，再放入青花菜及鹽即可。

三、Lasogna千層麵

1. 份數：10人份

2. 材料：義大利麵皮600g、絞肉200g、洋蔥（切碎）100g、大蒜（切碎）10g、番茄粒大（切碎）50g、番茄糊10g、番茄汁60g、義大利麵香料1g、百里香1g、匈牙利紅椒粉1g、香菜5片、白胡椒粉少許、糖少許、鹽少許、起司絲30g、起司粉少許。

3. 烹調方法

(1)大蒜、洋蔥、洋菇切碎。

(2)番茄粒切碎（如用新鮮也可以，但需先去皮再切碎）。

(3)大蒜加洋蔥炒香加入番茄糊、番茄粒、洋菇及番茄汁。

(4)絞肉炒熟加調味料。

(5)麵皮先煮熟泡冷水備用

(6)用高邊盤盤底先擦白脫油加一層麵皮、一層肉醬，再加兩層麵皮、兩層肉醬，加三層麵皮及三層肉醬上加起司絲，最後再灑起司粉，進爐烘烤30分。

四、義大利肉醬麵

1. 份數：10人份
2. 材料：絞肉100g、義大利麵600g、洋蔥（切碎）100g、大蒜（切碎）15g、番茄粒（切碎）50g、番茄糊40g、番茄汁50g、義大利麵香料1g、百里香1g、匈牙利紅椒粉1g、香菜5片、白胡椒粉、糖、鹽、起司粉。
3. 烹調方法：
   (1)大蒜、洋蔥、洋菇切碎。
   (2)番茄粒切碎（如用新鮮也可以，但需先去皮再切碎）。
   (3)大蒜加洋蔥炒香加番茄糊、香料炒香，加入番茄粒、洋菇及番茄汁。
   (4)絞肉炒熟加調味料。
   (5)義大利麵煮熟泡冷備用
   (6)義大利麵用白脫油炒香裝盤，肉醬淋麵上即完成。
   (7)備註：如義大利麵和肉醬拌一起因有水分麵會爛，要分開拌。

五、羊肉麵線

1. 份數：10人份
2. 材料：羊肉300g、太白粉15g、蛋白15g、鹽5g、迷迭香葉1g、嫩精2g、麵線400g、青蒜20g、韭黃20g、油20g、蒜粉10g、白胡椒2g、油蔥酥10g、醬油膏20g、紅蔥油10g。
3. 烹調方法：
   (1)羊肉切絲，加太白粉、蛋白及調味料醃一小時。
   (2)麵線川燙、泡水。
   (3)青蔥切段；韭黃切段。

(4)起油鍋爆香青蒜，加入羊肉絲炒開，加入麵線、韭黃及調味料炒勻即可。

六、味噌蒟蒻麵

1. 份數：10人份
2. 材料：蒟蒻麵600g、水600g、味噌50g、海帶芽40g、堅魚粉10g、素火腿200g、蔥50g、杏鮑菇100g、秀珍菇50g、鴻喜菇50g。
3. 烹調方法：

(1)燒一鍋熱水，將蒟蒻麵放入，並用筷子攪拌；沸騰之後，撈起泡冷水，瀝乾後備用。

(2)600g水煮開後，放入調開的味噌、海帶芽、堅魚粉煮成湯。

(3)素火腿切片、蔥切花。

(4)加入蒟蒻麵、素火腿片、杏鮑菇、秀珍菇、鴻喜菇煮開，再放入蔥花即可。

七、鮭魚炒飯

1. 份數：10人份
2. 材料：米600g、蛋100g、毛豆仁50g、蒜頭30g、鮭魚50g、蝦皮30g、油20g、鹽5g、胡椒粉2g。
3. 烹調方法：

(1)白米洗淨以水泡10分鐘後瀝乾水分，取蒸籠布洗淨放蒸籠內，蒸30分鐘。

(2)蛋液打散，毛豆川燙。

(3)起油鍋爆香蒜末、加入鮭魚炒香備用。

(4)起油鍋爆香蝦皮，加入蛋被炒熟、續入毛豆、鮭魚、飯炒匀調味即可。

八、素翡翠炒飯

1. 份數：10人份
2. 材料：白米600g、青江菜50g、罐頭玉米粒50g、素火腿50g、油10g、胡椒粉2g、鹽5g、香油10g。
3. 烹調方法：
(1)白米洗淨以水泡10分鐘後瀝乾水分，取蒸籠布洗淨放蒸籠內，蒸30分鐘。
(2)青江菜洗淨取綠葉切末；素火腿切指甲片。
(3)熱油鍋，入青江菜末、玉米粒、素火腿炒匀、放飯及調味料拌匀即可。

九、香蔬田園炒飯

1. 份數：10人份
2. 材料：糙米600g、紅薏仁25g、雞豆50g、燕麥25g、奶油50g、百里香葉25g、水、鬱金香粉1g、綠花椰菜100g、猴頭菇10g、松子10g、黑胡椒粉1g、白胡椒粉1g、香菇精1g、鹽5g。
3. 烹調方法：
(1)糙米、紅薏仁泡水4小時；雞豆泡水一夜；燕麥洗淨。
(2)百里香葉以奶油炒過，加上述材料與調味料拌炒，加適量水及鬱金香粉煮熟。
(3)綠花椰菜切小朵備用；猴頭菇切片以奶油炒香備用。
(4)將煮好之熟飯與其他材料拌匀，最後撒上松子即可。

十、蒸五彩飯

1. 份數：10人份

2. 材料：米500g、芋頭150g、乾香菇10g、綠花椰100g、豬肉50g、罐頭玉米粒50g、油30g、蝦仁20g、鹽5g、醬油20g、油蔥酥10g。

3. 烹調方法：

 (1)白米洗淨以水泡10分鐘後瀝乾水分，取蒸籠布洗淨放蒸籠內，蒸30分鐘

 (2)芋頭去皮切丁、香菇泡軟切丁、綠花椰洗淨並切小朵、豬肉切丁、玉米粒瀝乾。

 (3)起油鍋，炒肉丁、蝦仁，加入各項配料炒勻後加調味料及飯拌勻。

 (4)入蒸籠，蒸10分鐘即可食用。

十一、七葉膽茶湯雞飯

1. 份數：10人份

2. 材料：七葉膽2包、蓬萊米600g、洋香菜20g、月桂葉10g、土雞肉750g、薑50g、銀杏50g、鮮百合50g、枸杞30g、粗黑胡椒粒5g、香蒜粉1g、洋蔥粉1g。

3. 烹調方法：

 (1)七葉膽加水沖泡茶湯720g。

 (2)白米洗淨加入七葉膽茶湯及洋香菜、月桂葉混合煮熟後，以飯匙攪鬆。

 (3)土雞切塊、薑切片，銀杏先入鍋汆燙一下，加入百合、枸杞及黑胡椒、香蒜粉、洋蔥粉拌勻醃10分鐘。

 (4)將醃好之土雞料放入米飯表層，加鍋蓋續燜煮10分鐘即可。

十二、基隆廟口滷肉飯

1. 份數：10人份
2. 材料：豬皮400克、五花肉（絞肉）200克、紅蔥酥30克、洋蔥50克、醬油1/2杯、砂糖2T、水2杯、香菇1T、味精1T。
3. 烹調方法：洋蔥切丁入沙拉油3T炒香，放入拌炒五花肉、豬皮，加2T砂糖、醬油、2杯水入砂鍋、油蔥酥、味精1T，小火滷約1小時即可。

十三、古早味滷肉飯

1. 份數：10人份
2. 材料：豬皮1/2斤、五花肉200克、紅蔥酥1/8杯、砂糖1T、蔥段半斤、八角1粒、醬油0.5杯、滾水2杯、百草粉1/8T、味精1T。
3. 烹調方法：
   (1)豬皮和五花肉均切長條狀（如竹筷寬）長約1吋（要先川燙才切）放入鍋中炒香逼油，瀝除油撈出。
   (2)加入醬油、醬包同炒香，再加入糖稍炒入2杯滾水即蔥段、蔥酥、百草粉、八角粒煮滾切小火滷約50分鐘。

十四、印度洋咖哩春雞 (Curry Spring Chicken)

1. 份數：10份
2. 材料：雞腿800g、馬鈴薯（切丁）240g、洋蔥（切丁）20g、咖哩粉20g、高筋麵粉20g、沙拉油50g、大蒜酥20g、紅蔥頭酥20g、番茄醬20g、香油20g、高湯、胡椒粉、鹽。

3.烹調方法：

(1)咖哩醬汁：

咖哩粉加高筋麵粉、沙拉油炒香，加入高湯用打蛋器拌勻（醬汁勿調太濃），調味。

(2)春雞：

①洋蔥、馬鈴薯去蒂、皮後切小丁。

②雞腿先劃兩刀調味，再加咖哩粉拌開，要炸之前拌些麵粉。

③起油鍋，油熱後先炸洋蔥（炸軟均可），再炸馬鈴薯，全加到醬汁鍋裡，雞腿炸至香脆離油鍋後，馬上加入醬汁鍋裡小火煮5-10分鐘即可。

十五、疏筋活絡鴨（調理包）

1.份數：10人份

2.材料：麵鴨750g、杜仲1g、當歸1g、黃耆1g、紅棗2粒、香菇10克、川七1g、鹽8g。

3.烹調方法：

(1)麵鴨清洗煮沸30分鐘擠乾水分，切塊備用。

(2)杜仲、當歸、黃耆以十碗水煮成八分滿。

(3)香菇泡軟燙熟備用。

(4)將麵鴨放置於燉鍋，依序放入香菇、紅棗、川七片，並將煮好的藥汁倒入燉煮，加鹽調味即可。

十六、荷香蓮子粉蒸肉

1. 份數：10人份
2. 材料：五花肉 (2″×6″) 10片、蓮子100g、蒸肉粉30g、薑末30g、蔥末50g、鮮荷葉4張、南乳（不辣）、紹興酒、甜麵醬、糖。
3. 烹調方法：
   (1)鮮荷葉切好煮水使它軟化。
   (2)肉片加調味料及料：蓮子、蒸肉粉拌勻，醃約30分鐘。
   (3)蓮子用開水煮透備用。
   (4)醃好肉便用荷葉包好，入籠蒸約2小時即可。

十七、紅麴烤子排

1. 份數：10人份
2. 材料：香油10g、薑片10g、豬小排750g、紅麴50g、紹興酒50g、味醂30g。
3. 烹調方法：
   (1)爆香薑片至金黃色，撈出。
   (2)加入紅麴、酒、味醂煮開，冷卻備用。
   (3)醃料拌勻，入小排醃約1小時入味。
   (4)取出小排入蒸烤箱中烤熟，剩下醃料待用。
   (5)剩下醃料加水1/2杯煮沸，澆淋於小排上即可。

十八、藻帶煲肉排

1. 份數：10人份
2. 材料：豬小排750g、海帶100g、海藻50g、黃豆50g、陳皮10g、鹽

8g。

3. 烹調方法：

(1)豬小排剁小段，入滾水川燙。

(2)把所有材料放入砂鍋，加12量杯清水，文火慢燉一小時，加鹽調味即可。

十九、滷蹄膀

1. 份數：10人份

2. 材料：蹄膀1斤、辣椒2條、八角1粒、桂皮1克、老薑10克、甘草2片、醬油（味全）（100公克）、滷包1包、味精10克、麥芽糖1T、鹽5克、冰糖10克、水200克。

3. 烹調方法：

(1)蹄膀入開水川燙至六分熟取出，洗淨瀝乾。

(2)將蹄膀抹上少許醬油與麥芽糖（用水化開）入油鍋炸至金黃撈出，放入冷水沖洗撈出瀝乾。

(3)將剩餘材料與調味一起同煮再放入炸好之蹄膀一起滷，煮開後改小火續滷40-50分鐘即可撈出，待涼切片。

(4)醬色作法：用6T沙拉油與半杯砂糖入鍋用小火不停拌炒，炒至冒大泡變成小泡開始會油水分離變成黃褐色即可加入1-1.5杯水即可。

二十、洋菇豬排

1. 份數：10人份

2. 材料：豬里肌肉800g、高筋麵粉、大蒜（切末）10g、洋蔥（切丁）

50g、芹菜（切碎）60g、胡蘿蔔（切丁）60g、洋菇（切片）、番茄糊60g、義大利香料20g、百里香10g、番茄汁100c.c.、番茄醬60g、香片3片、鹽1g、黑胡椒粗粒粉1g。

3. 烹調方法：

(1)肉汁：大骨三種作法（煎、炸、烤）選其一均可使熟透，加入番茄糊炒香後加香料、番茄汁、蔬菜依序炒香，加入高湯煮2小時調味（鹽、胡椒粉）後過濾、勾芡後加番茄醬。

(2)洋菇醬汁：洋蔥切小片、洋菇去蒂切片，洋菇用白脫油 (butter) 炒香後洋菇放入炒香，加入肉汁。

(3)豬排：里肌肉去筋去多餘油後切片（每片約2兩重）用肉槌拍打數下醃泡，煎前沾一層薄粉，放入油煎，供應時淋醬汁。

二十一、黑胡椒豬排 (Black Pepper Pork Chop)

1. 份數：10人份

2. 材料：里肌肉800g、高筋麵粉、大蒜（切碎）15g、洋蔥（切碎）100g、芹菜（切碎）30g、紅蘿蔔（切碎）30g、黑胡椒粉1g、白胡椒粒粉1g、番茄糊60g、義大利香料10g、百里粉1g、番茄汁50cc、紅蔥頭酥20g、培根20g、香葉3片、水100g。

3. 烹調方法：

(1)肉汁：熬煮大骨加入番茄糊炒香加香料（義大利香料、百里粉、香葉）炒香加番茄汁、蔬菜（洋蔥、芹菜、紅蘿蔔、大蒜）及高湯煮2小時調味鹽、胡椒粉後過濾。

(2)黑胡椒醬汁：大蒜炒香加入洋蔥、培根、紅辣椒加黑、白胡椒粗粒粉及紅蔥頭酥，過濾。

(3)豬排：里肌肉去筋去多餘油後切片（每片約2兩重）用肉槌拍打數下醃泡，要煎前再沾一層麵粉（因沾麵粉煎時不會縮小）煎熟後加黑胡椒醬。

二十二、B.B.Q豬排

1. 份數：10人份
2. 材料：豬小排600g、砂糖30 g、大蒜10g、瓶裝番茄醬30g。
3. 烹調方法：豬小排去掉多餘的肉再切斜方形，2小時後加大蒜壓碎平均加砂糖，醃泡一天，第二天再加大蒜和砂糖，第三天加番茄醬，醃泡一天，第四天加番茄醬再醃泡一天，第五天才烤，要烤時下面爐底要一盤水，調架放豬排烤要中火。

二十三、沙茶豬排

1. 份數：10人份
2. 材料：豬里肌肉800g、高筋麵粉20g、沙茶醬20g、大蒜（切碎）10g、青蔥（切丁）30g、米酒30cc、雞粉10g、醬油5g、味精5g、紅蔥頭酥10g、大蒜酥10g、烏醋5g、白糖10g、水100cc。
3. 烹調方法：
   (1)沙茶醬汁：大蒜切碎、青蔥留蔥白切碎備用。大蒜炒香加入沙茶醬炒香，青蔥、米酒、醬油、烏醋、雞粉、味精、白糖、紅蔥頭酥、大蒜酥、高湯加入拌炒香後勾芡。
   (2)豬排：豬里肌肉去筋去多餘油後切片（每片約2兩重），用肉槌拍打數下醃泡，煎之前沾一層麵粉（因沾麵粉煎時肉才不易縮小），煎熟後加入沙茶醬汁裝盤即完成。

二十四、茄汁豬排

1. 份數：10人份
2. 材料：里肌肉800g、青椒（切丁）50g、洋蔥（切丁）30g、甜紅椒

（切丁）50g、甜黃椒（切丁）50g、青蔥（切末）50g、高筋麵粉30g、番茄醬60g、工研白醋30g、細砂糖30g、清水50cc。

3. 烹調方法：

(1)番茄醬、醋、細砂糖、水混合一起調成醬汁。

(2)里肌肉去筋、去多餘油後切片（每片約2兩重）用肉槌拍打數下，醃泡要煎前沾一層麵粉（因沾麵粉後煎才不會縮小）

(3)青蔥去頭去綠留蔥白，切斜段。

(4)青、紅、黃椒去蒂頭去籽，先切條再切菱角形。

(5)起油鍋下炸蔥後炸青、紅、黃椒。

(6)番茄醬料先勾芡加青紅椒後，淋在煎好豬排上。

二十五、肉燥 (China Meat Sauce)

1. 份數：10人份

2. 材料：絞肉800g、大蒜（切碎）15g、番茄醬15g、五香粉5g、冰糖20g、白胡椒粉2g、金蘭醬油60cc、紅蔥頭酥30g、高湯200cc、香油15g。

3. 烹調方法：

(1)大蒜切碎。

(2)大蒜炒香加入絞肉炒香炒熟加醬油、五香粉、番茄醬、白胡椒、水、糖，炒香加高湯、紅蔥頭酥及香油。

二十六、風味香酥魚

1. 份數：10人份

2. 材料：鯛魚片600g、印度咖哩粉20g、花椒15g、八角粒15g、蔥

30g、鹽10g、味霖15g、蜂蜜10g。

3.烹調方法：魚片以醃魚料醃約1小時，取出後燻或烤成外酥內嫩。

二十七、破布鱈魚排

1.份數：10人份

2.材料：洋蔥50g、素鱈魚排10片、破布子80g、醬油30g、酒30g、嫩薑30g、紅辣椒15g、沙拉油15g。

3.烹調方法：

(1)洋蔥絲舖放盤底，放上魚排，加破布子及調味料蒸約十分鐘。

(2)薑、紅辣椒切絲。

(3)炒鍋燒熱放油1大匙，加入薑絲、紅辣椒絲拌炒一下，淋入蒸好的魚排上面即可。

二十八、燻魚

1.份數：10人份

2.材料：草魚身1斤、辣椒2支、蔥2支、薑6片、蒜頭5粒、沙拉油2杯、醬油2T、烏醋2T、糖2T、桂皮5克、八角3粒、水0.5杯。

3.烹調方法：

(1)魚身洗淨切成片（每片約1.5-2公分寬）浸於烏醋中醃漬30分鐘。

(2)取一鍋入4杯油燒熱再將魚片放入炸至金黃並呈乾枯狀，取出瀝乾油。

(3)將辣椒去籽切碎，蔥切碎花，薑末、蒜末切好備用。

(4)另一鍋入少許油爆香蔥、薑、辣椒，再將調味料放入煮開將炸好之魚片同煮至滾後改小火煮至湯之收乾，盛出待冷放入冰箱冷藏再食用。

二十九、蠔油香牛蒡

1. 份數：10人份
2. 材料：牛蒡400g、豬里肌200g、蛋50g、玉米粉10g、米酒20g、白芝麻15g、植物油20g、蠔油30g、高湯60g、太白粉10g、糖10g、柴魚粉5g。
3. 烹調方法：
   (1)牛蒡用刀背輕輕刮除表層粗皮纖維，清洗乾淨後切6公分長段，再橫切細絲，入水中浸泡，防止褐變生黑。
   (2)豬里肌肉橫紋切細絲，加蛋液、玉米粉、米酒拌勻；牛旁瀝乾水分備用。
   (3)白芝麻以小火乾炒至香備用。
   (4)起鍋熱水，肉絲過沸水即可撈出備用。
   (5)起鍋熱油，下蠔油、高湯、太白粉、糖、柴魚粉拌炒後，再放入牛蒡及肉絲炒勻，上灑白芝麻點綴生香即可。

三十、醬燒栗菇筍

1. 份數：10人份
2. 材料：板栗200g、綠竹筍600g、乾香菇30g、麻油30g、甜麵醬30g、冰糖10g、醬油20g。
3. 烹調方法：
   (1)板栗加水小火爛煮1小時至熟軟，撈出備用。
   (2)竹筍去殼、切滾刀塊，加水小火爛煮30分鐘。
   (3)乾香菇泡軟、切扇形片。
   (4)起鍋熱油，炒香筍塊，香菇，再放板栗，續入甜麵醬、冰糖、醬油及煮板栗的湯汁3杯，小火燒至汁稠入味。

三十一、漢方烤百頁（冷凍包）

1. 份數：10人份
2. 材料：川芎5g、大茴角5g、肉桂1片、丁香5g、甘草5g、當歸5g、黃耆5g、百頁豆腐500克、青蒜30g、芹菜30g、冰糖10g、醬油10g、酒10g。
3. 烹調方法：
   (1)藥材以5碗水熬成3.5碗藥汁備用。
   (2)取3/4藥汁加青蒜、芹菜、冰糖、醬油、酒煮成浸汁，並將百頁豆腐、浸泡1小時。
   (3)剩餘藥汁芶芡成醬汁備用。
   (4)將百頁豆腐烤熟，淋上醬汁即可。

三十二、蟹肉焗花菜

1. 份數：10人份
2. 材料：黃花椰菜400g、大白菜500g、蟹腳肉或蟹肉棒150g、蒸發奶水100g、高湯300g、麵粉70g、起司粉30g。
3. 烹調方法：
   (1)花椰菜切淨，切成小朵；大白菜切段、川燙；蟹肉川燙；奶水、高湯、麵粉混合調勻備用。
   (2)熱鍋，放奶汁下鍋翻炒，等開始沸騰凝結就把花菜和蟹肉放入翻炒均勻。
   (3)盛入烤皿中，撒上起司粉，放入預熱到200℃的烤箱裡，烤約10分鐘，直到表面出現焦色即可。

三十三、珊瑚蓮梗

1. 份數：10人份
2. 材料：蓮梗400g、洋蔥50g、薑10g、油鎮鮪魚75g、高湯1杯(240cc)、番茄醬3大T、白醋1T、糖1T、太白粉水1大T、紅油酌量、麻油酌量。
3. 烹調方法：
   (1)蓮梗刮除皮表的刺，撕除老莖後，切5公分斜刀長段，並加入高湯，調適量的鹽炒熟入盤備用。
   (2)洋蔥、薑各剁細末，用1大T沙拉油先爆香後加入調味料、高湯拌炒，煮沸成澆汁淋在(1)的表面即可。

三十四、珠玉翡翠

1. 份數：10人份
2. 材料：粉紅蓮花一朵、吉康菜300g、素火腿100g、甜豆仁100g、薑5g、松子仁20g、高湯120cc、鹽1/4T、糖1/4T、麻油1T、太白粉水1T。
3. 烹調方法：
   (1)吉康菜取片、修飾和蓮花瓣一樣，造成後，份入冰水中冰鎮10分鐘，取出擺盤。
   (2)素火腿切0.3公分成小丁狀，松子洗淨。
   (3)取松子先炸一下取出後，再用少量油炸素火腿生香後撈出。
   (4)鍋中放一大T油爆香蔥末，再放松子、素火腿、甜豆仁及高湯一起拌炒均勻後下調味料，熟成後入(1)中即成。

三十五、藕夾

1. 份數：10人份

2. 材料：蓮藕最嫩的地方300g、絞肉200g、醃肉料（醬油2T、糖1T、蛋1/2個）洋蔥20g、薑20g、香菜20g、低筋麵粉50g、發粉1/2小匙、蛋1顆、番茄醬1T、白醋1T、細糖1 T、水2 T、鹽1/2T、太白粉水1/2T。

3. 烹調方法：

   (1)蓮藕泡淨外皮，洗乾淨後，逆紋切0.3cm的薄片，以雙開的方式切好，泡入5%的醋水抗氧備用。

   (2)低筋粉、發粉，拌勻後加入水、沙拉油，調成糊狀。

   (3)五花肉末加入（洋蔥、香菜、薑剁細末）後，加醬油、糖、全蛋汁少量混合拌勻，包入蓮藕片中在沾麵糊，下油鍋用160度的油溫炸3分鐘即可取出，沾調味醬食用。

三十六、子母蓮燜老雪菜

1. 份數：10人份

2. 材料：蓮子100g、熟蓮藕300g、老雪菜200g、素火腿50g、薑末30g、香菇粉、糖、胡椒粉。

3. 烹調方法：

   (1)先將蓮子蓮藕煮熟後，備用。

   (2)素火腿切與蓮子同規格，用油略炸。

   (3)雪菜剁細末洗淨。

   (4)鍋用少許油，薑末入鍋爆香，加入煮過藕的原湯，再把料：蓮子、熟蓮藕、雪菜、素火腿全部入鍋，轉小火煮約20分鐘，薑汁收乾即可上盤。

三十七、美味素什錦

1. 份數：10人份
2. 材料：黃豆芽80g、金針40g、乾香菇20g、大白菜80g、胡蘿蔔40g、豆乾40g、酸菜40g、酸漬薑20g、麵筋80g、濕木耳40g、芹菜80g、辣椒20g、植物油30g、鹽8g、糖10g、醬油30g、麻油10g。
3. 烹調方法：
   (1)黃豆芽去根部、川燙。
   (2)金針、乾香菇則分別泡軟。
   (3)材料均切絲。
   (4)起油鍋分別將材料炒至香軟；最後再混合炒拌均勻、調味即可。

三十八、素佛跳牆（調理包）

1. 份數：10人份
2. 材料：黃豆芽300g、人參鬚1小把、紅棗20粒、大白菜300g、烤麩60g、芋頭100g、香菇30g、猴頭菇30g、山藥100g、素排骨30g、栗子30g、鹽5g、白胡椒2g。
3. 烹調方法：
   (1)將黃豆芽、人參鬚、紅棗加入約十碗水，用中火燉煮約1至2小時，過濾後當素高湯使用。
   (2)大白菜洗淨，川燙後備用。
   (3)將烤麩切斜片狀，芋頭、香菇、猴頭菇、山藥切塊狀，入油鍋炸後瀝乾備用。
   (4)栗子入油鍋炸後瀝乾備用。
   (5)準備燉盅或陶甕，將白菜鋪入鍋底，然後將素料及炸過的材料平鋪於鍋面上。可分類排放，讓菜色更為美觀可口。

(6)高湯加鹽、白胡椒調味，然後注入鍋中，約八分滿。以保鮮膜封住鍋口，蒸煮約30分鐘即成。

三十九、紅燒素雙品

1. 份數：10人份
2. 材料：蒟蒻塊300g、素燉肉200g、香菇15g、筍100g、薑30g、油60g、醬油100g、素高湯240g、冰糖20g、香油20g。
3. 烹調方法：
   (1)蒟蒻入沸水川燙撈出泡水、切薄片；素燉肉泡水、瀝乾水分、切片，香菇泡軟、切薄片。
   (2)筍去殼、煮熟、切片；薑切片。
   (3)起油鍋，爆香薑片，放入香菇片、筍片、素肉片、蒟蒻片翻炒，加調味料燒煮至汁乾即可。

四十、粉蒸素肉

1. 份數：10人份
2. 材料：地瓜500g、油6C、素肉塊400g、辣豆瓣醬40g、酒15g、醬油30g、糖15g、香油10g、蒸肉粉50g。
3. 烹調方法：
   (1)地瓜洗淨去皮切滾刀塊、過油。
   (2)素肉塊洗淨、泡水、擠乾水分加調味料拌勻，再加入蒸肉粉拌勻。
   (3)取扣碗均勻抹上沙拉油，將拌好肉片排入，地瓜放其上，蒸30分鐘，取出反扣盤內。

四十一、紅糟素肉

1. 份數：10人份
2. 材料：麵腸300g、洋菇150g、青椒100g、薑末5g、紅糟5g、番薯粉15g、烏醋10g、沙拉油30g、醬油30g、太白粉20g、糖10g、香油20g、高湯240g。
3. 烹調方法：
   (1)麵腸切斜圓片，洋菇切片，青椒切菱形片。
   (2)紅糟、番薯粉、烏醋、麵腸拌勻後，起油鍋炸至酥透撈出瀝乾。
   (3)起油鍋炒香薑末炒香，洋菇，倒入醬油、太白粉、糖、香油、高湯煮滾入味，再倒入糟肉、青椒拌勻即可。

四十二、波斯頓海鮮巧達湯(Boston Seafood Chousder)

1. 份數：10人份
2. 材料：蛤蜊300g、鯛魚（切丁）120g（2片）、蝦仁（切丁）60g、透抽或花枝（花丁）200g、乾貝（切）75g、馬鈴薯（切丁）100g、培根（切丁）20g、洋蔥（大、切丁）20g、白脫油25g、高筋麵粉、香葉6片、沙拉油60cc、鮮奶油60cc。
3. 烹調方法：
   (1)蛤蜊先煮湯去殼留湯、肉備用。
   (2)馬鈴薯去皮切小丁後泡水（困馬鈴薯有鐵質，不泡水會變黑）。
   (3)洋蔥去頭尾、皮切小丁，培根切丁。
   (4)蝦仁去腸泥切丁。
   (5)透抽、雕魚、乾貝均切丁。
   (6)2、3料炒香加少許蛤蜊高湯煮熟備用。
   (7)鍋中熱油炒香加高筋麵粉、香葉加入蛤蜊高湯用打蛋器拌開，加入馬鈴薯完全煮熟為止，加海鮮料煮熟及鮮奶油後調味。

(8)備註：

① 蝦仁最好用草蝦仁，如用紅蝦仁因肉質較軟。

② 調味時要注意（因蛤蜊含有鹽味）。

③ 食用請加黑胡椒粗粒粉較好吃。

四十三、法式洋蔥湯

1. 份數：10人份

2. 材料：洋蔥（切碎）300g、培根（切碎）50g、荳蔻粉2g、麵粉、牛高湯1200cc、鹽、粉椒粉。

3. 烹調方法：

(1)洋蔥切碎

(2)培根切碎

(3)將洋蔥炒至褐色加入培根炒香，加荳蔻粉、麵粉炒香加牛高湯用打蛋器拌開，加鹽及胡椒粉。

(4)備註：

① 洋蔥要用中火炒，不能用大火以防焦。

② 培根要用中小火炒，不能炒太乾。

四十四、銀耳紅棗蓮子羹

1. 份數：10人份

2. 材料：乾銀耳20g、蓮子100g、紅棗10粒、糖。

3. 烹調方法：

(1)紅棗先去籽，用糖水蒸好。

(2)銀耳放水中泡開，用剪刀剪細，去硬頭部分，用糖水煮透。

(3)蓮子用開水煮熟，用果汁機打成泥狀。

(4)煮好白木耳放碗中，蓮子加糖水煮滾勾芡後淋在銀耳上面，再把紅棗放在上面即可。

分析討論

中藥也是藥，不能隨便亂吃，每位老人體質不一樣，又加上有疾病時更應有醫師診治再行服用，天然的食物就是最好的，建議老人多吃天然的食物，減少吃加工食品與藥物。

延伸思考

由天然食物爲食材，老人依每一種食物自己能變化菜單，製作出符合自己口味的食品，如果要吃藥膳最好有醫生或營養師來協助，吃後要視身體健康狀況作調整。

參考書目

1. 廖順奎（2002），《健康檢查指引》，鍾郡出版社。
2. 黃韶顏、倪維亞（2010），《團體膳食》，華香園出版社。

Note

Note

國家圖書館出版品預行編目資料

老人營養與餐食調配／黃韶顏、倪維亞著. 一初版. 一臺北市：五南, 2013.08
面；　公分

ISBN 978-957-11-7213-2（平裝）

1.營養學　2.健康飲食　3.老人養護

411.3　　102013782

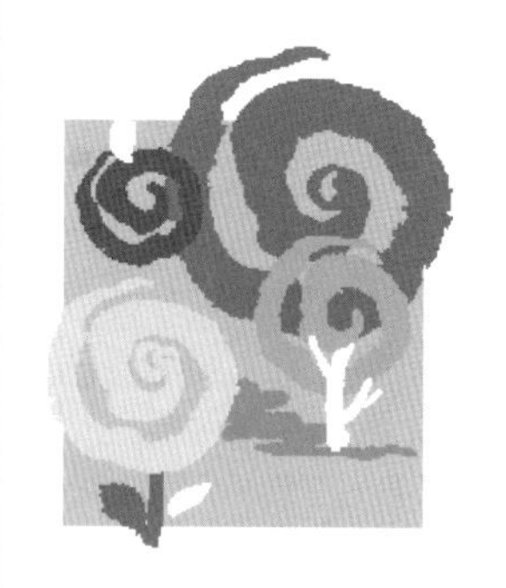

1L76

老人營養餐食調配

作　者 — 黃韶顏(296.6)　倪維亞
發行人 — 楊榮川
總編輯 — 王翠華
主　編 — 黃惠娟
責任編輯 — 盧羿珊　潘婉瑩
封面設計 — 童安安
出版者 — 五南圖書出版股份有限公司
地　址：106台北市大安區和平東路二段339號4樓
電　話：(02)2705-5066　傳　真：(02)2706-6100
網　址：http://www.wunan.com.tw
電子郵件：wunan@wunan.com.tw
劃撥帳號：01068953
戶　名：五南圖書出版股份有限公司

台中市駐區辦公室/台中市中區中山路6號
電　話：(04)2223-0891　傳　真：(04)2223-3549
高雄市駐區辦公室/高雄市新興區中山一路290號
電　話：(07)2358-702　傳　真：(07)2350-236

法律顧問　林勝安律師事務所　林勝安律師

出版日期　2013年8月初版一刷
定　價　新臺幣380元

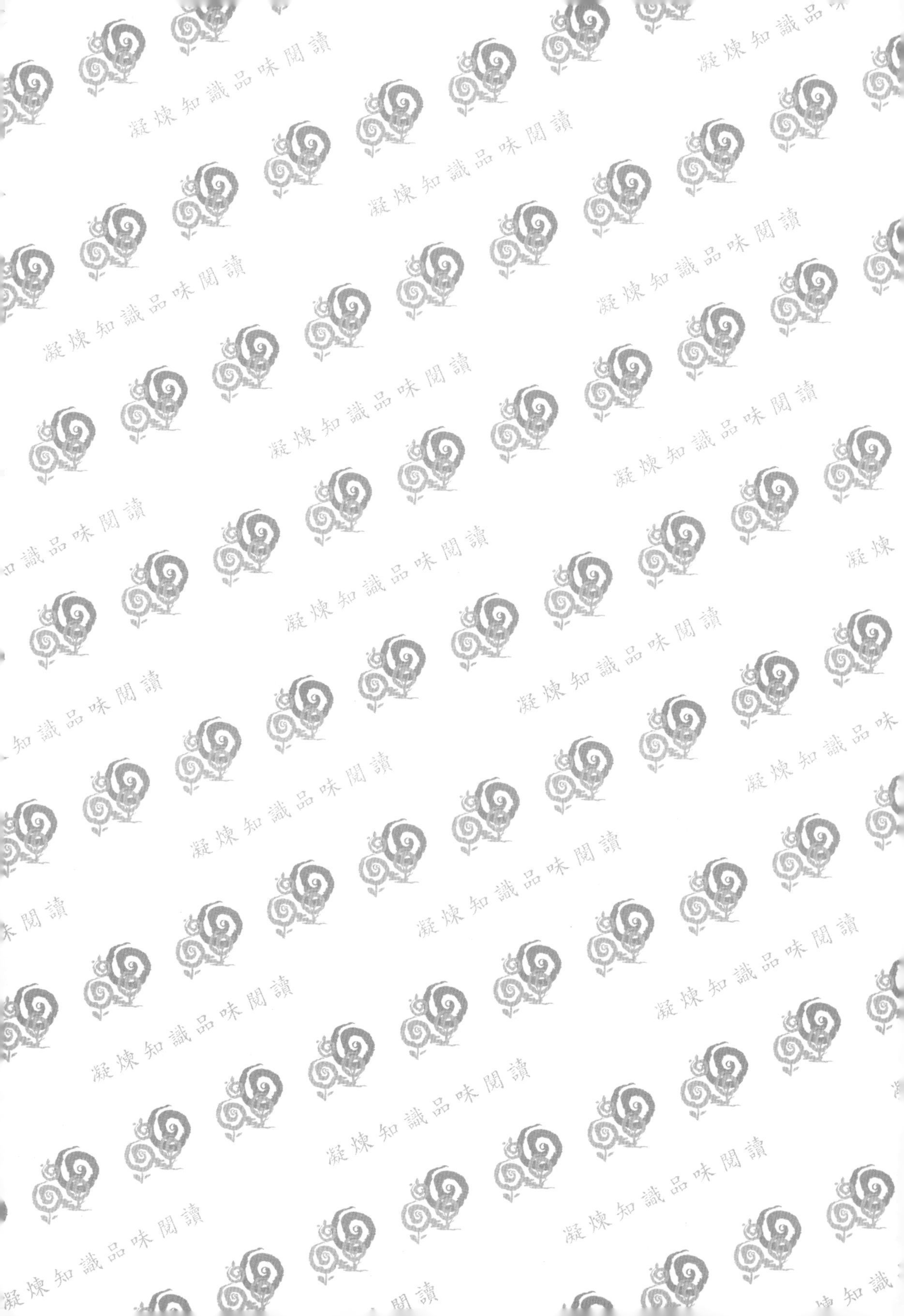
凝煉知識品味閱讀

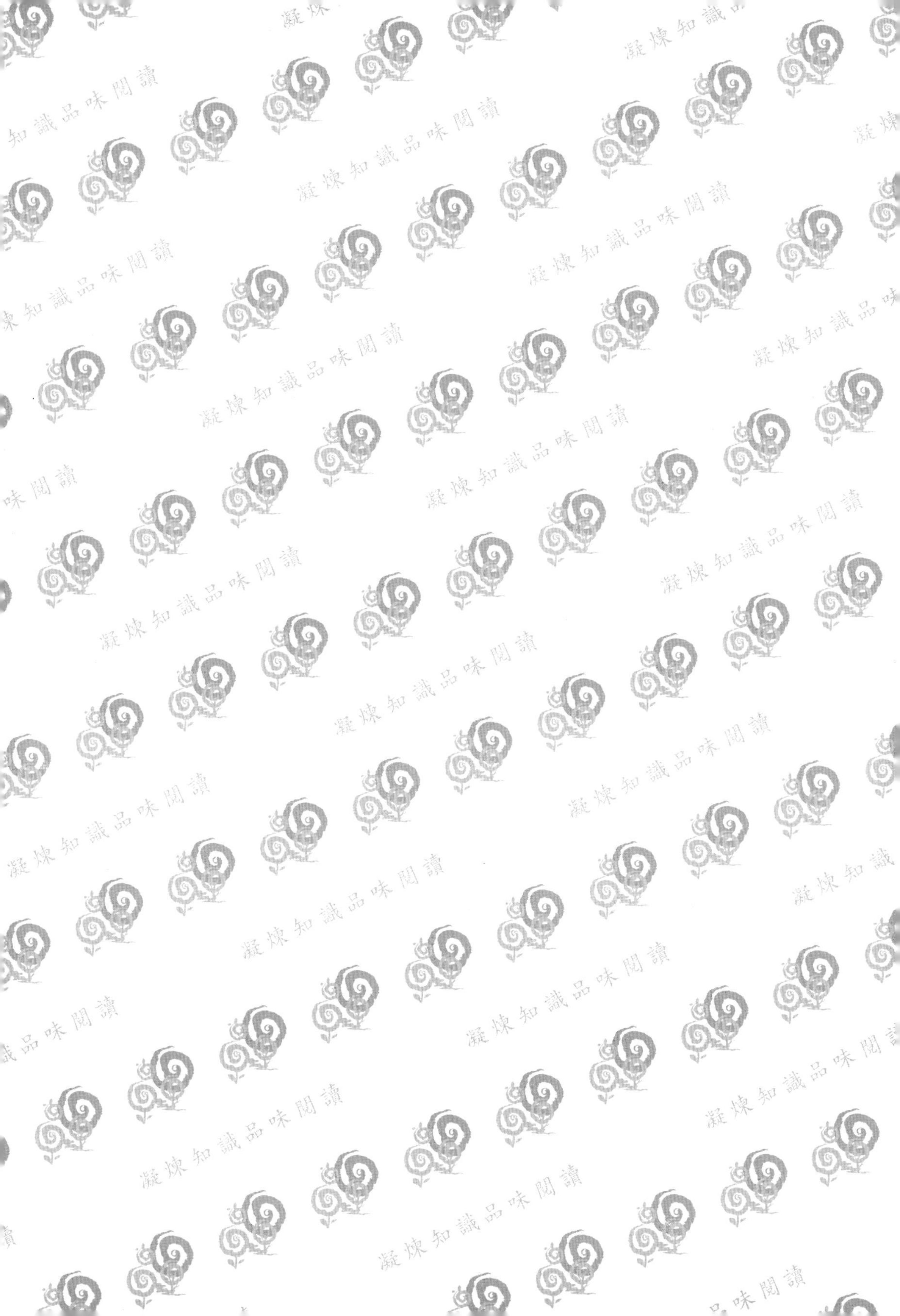

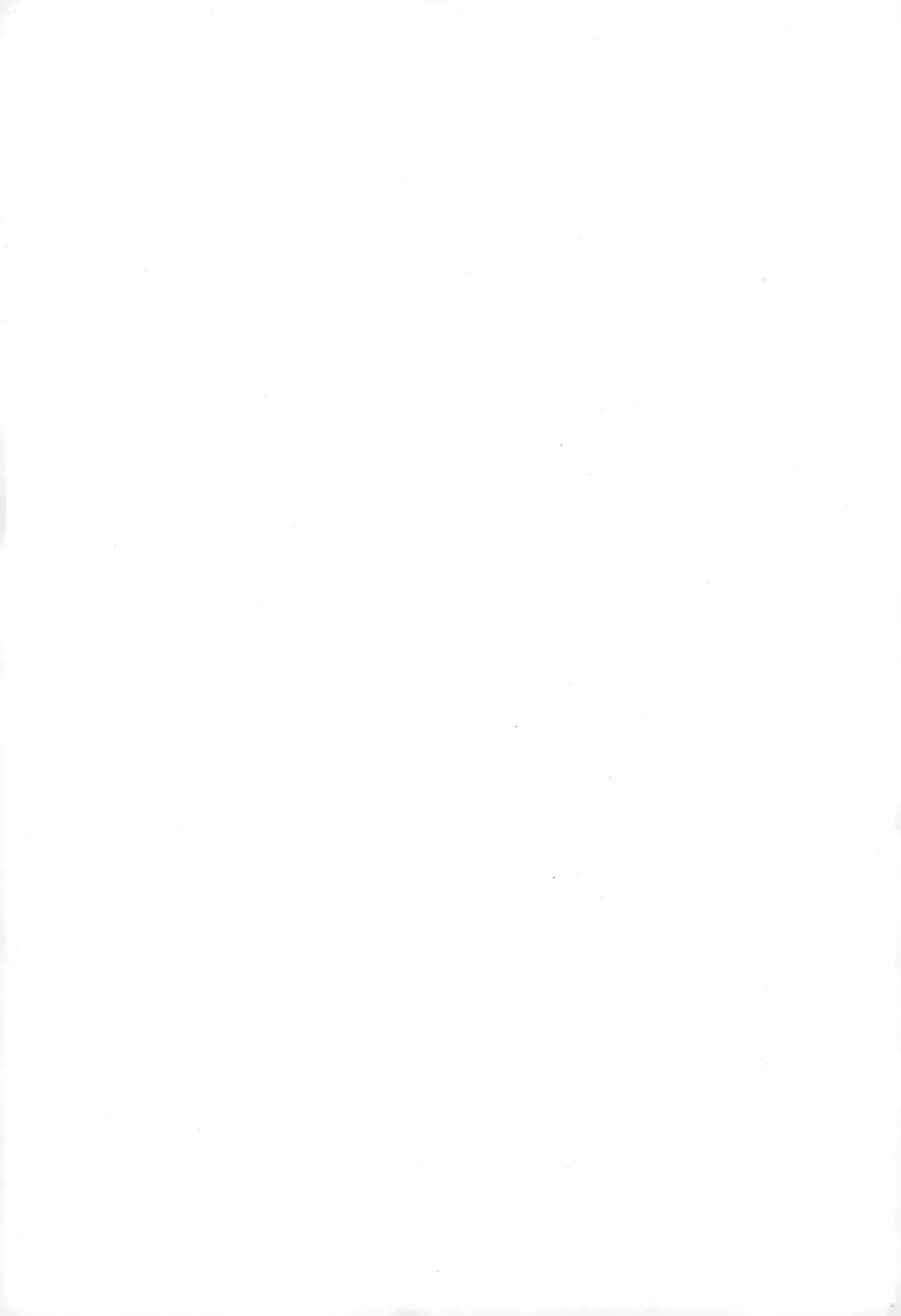